Rolf Winiarski

Beratung und Kurztherapie

Rolf Winiarski

Beratung und Kurztherapie

mit Kognitiver Verhaltenstherapie

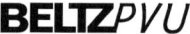

Anschrift des Autors:
Dipl.-Psych. Dr. Rolf Winiarski
Psychologischer Psychotherapeut
Wrangelstraße 106
20253 Hamburg
E-Mail: Taichigong@aol.com

© Beltz Verlag, Weinheim, Basel, Berlin 2004
Programm PVU Psychologie Verlags Union
http://www.beltz.de

Lektorat: Monika Radecki
Herstellung: Uta Euler
Umschlaggestaltung: Federico Luci, Köln
Umschlagbild: Picture Press, Hamburg
Satz, Druck und Bindung: Druckhaus „Thomas Müntzer", Bad Langensalza
Printed in Germany
ISBN 3–621–27547–9

Inhalt

Vorwort

> Gesagt ist noch nicht gehört.
> Gehört ist noch nicht verstanden.
> Verstanden ist noch nicht akzeptiert.
> Akzeptiert ist noch nicht gewollt.
> Gewollt ist noch nicht getan.
> Getan ist noch nicht beibehalten.   (aus China)

Die Kognitive Verhaltenstherapie (KVT) wird immer wieder als eine der wirksamsten Methoden der Psychotherapie bestätigt. Einer der Gründe für diese empirischen Befunde ist möglicherweise ihre integrative Methodenvielfalt. Die KVT verbindet die effizienten Übungen der Verhaltenstherapie mit einer systematischen und philosophischen Bearbeitung der gedanklichen Faktoren psychischer und emotionaler Probleme. Die KVT ist zu einem umfassenden System geworden, das in einem beständigen Fortschritt aus der psychologischen und medizinischen Forschung sowie aus unterschiedlichen Therapierichtungen bestätigte Erkenntnisse und Methodiken in ihren empirisch fundierten Rahmen einbezieht. Die KVT nimmt viele Integrationsbestrebungen vorweg, die die moderne Therapieforschung als wirksam bestätigt (Grawe et al., 1994; Grawe, 1998, 2003).

Mit diesem Buch wird die Bedeutung der KVT für Beratung, Begleitung und Betreuung hervorgehoben. Die Leser bekommen ein praxisnahes Manual an die Hand, mit dem sie beratungsgeeignete KVT-Techniken trainieren und einsetzen lernen. Dabei wird deutlich zwischen den Anforderungen und Möglichkeiten des Beratungssettings und denen der Therapie unterschieden. Den Lesern wird ein diagnostisches Modell an die Hand gegeben, mit dem Entscheidungen zwischen Beratung und Therapie erleichtert werden.

Anhand einer in der Praxis entwickelten Beratungsdiagnostik werden Wirkmöglichkeiten, aber auch Grenzen der Beratung aufgezeigt. Beratungsinterventionen werden deutlich von therapeutischen Problemfeldern abgegrenzt. Hierzu werden Kriterien vermittelt, um beratbare Probleme zu erkennen und zu strukturieren und von therapiebedürftigen Problemen zu unterschieden. Damit kann manchem Frust in Beratungen vorgebaut werden. Wenn nämlich die Grenzen einer Beratung nicht erkannt und vom therapeutischen Setting unterschieden werden, sind Berater und Klient gleichermaßen überfordert. Es werden dann Beratungen versucht, die nicht gelingen können, weil die Probleme zu umfassend sind und nur in einer Therapie erfolgversprechend behandelt werden können. Dem Klienten wird durch Beratungen, in denen nicht beratbare Probleme aussichtslos „antherapiert" werden, zwischen den Zeilen bestätigt, dass ihm niemand helfen kann. Wenn aber unterschieden wird, wo Beratung angemessen ist und wo nicht, kann anstelle wiederholter Misserfolge der Aufbau einer Therapiemotivation treten. Aus der zunächst leidvollen Botschaft, dass nur eine Therapie helfen kann, wird dann eine für den Klienten neue und bis dahin vielleicht einem Denkverbot unterlegene zukunftsweisende Perspektive.

Mit dem Konzept der Kognitiven Beratung werden Wege aufgezeigt, beratbare Probleme zu identifizieren und zu bearbeiten sowie nicht beratbare Probleme frühzeitig zu erkennen. Für Probleme, die in beratender, begleitender oder betreuender Arbeit erfolgreich bearbeitet werden können, werden Techniken zur Sitzungsstrukturierung, Dialoggestaltung und Hausaufgabenplanung vermittelt. Bei allen Vorgehensweisen werden Basisvariablen der Beratung berücksichtigt, die über das kognitiv-verhaltenstherapeutische Setting hinausgehen: Gefühle des Beraters, Beratungssprache, Hinterfragen unklarer Formulierungen, Aufbau von Rapport, Non-Direktivität versus Direktivität, Empathie und Lösungsorientiertheit, förderliche Beraterhaltungen, Widerstand in der Beratung. Die jedem Abschnitt beigefügten Trainingsanleitungen können in Eigenregie allein oder in Kleingruppen angewendet werden. Sie bieten auch Beratungsausbildern Anregungen für die Gruppenarbeit.

Die kognitiv orientierte Methode bietet einen klientenzentrierten Zugang zu den Problemen. Der Klient wird aktiviert und bleibt bei allen Zielsetzungen selbstbestimmt. Abhängigkeiten werden abgebaut, indem der Klient lernt, selbstständig mit den gewonnenen Einsichten weiter zu arbeiten.

Bei der Arbeit in einer Beratungsstelle zeigte sich, wie kognitiv-verhaltenstherapeutische Einflüsse sich auf Kollegen in Form verdeckten Lernens übertrugen. Viele Momente der KVT färbten auf andere ab. Ein Schlüsselerlebnis war die scherzhafte Bemerkung eines Kollegen, mit dem ich seit Jahren auf engem Raum zusammenarbeitete, er könne nun auch kognitiv beraten. Er zitierte die Aussage einer Mutter: „Mein Kind fällt aus der Rolle" und erwiderte: „Warum lassen Sie es denn nicht fallen?" Wir lachten über den kognitiven Stil, den er inzwischen bei mir beobachtet hatte und hier persiflierte. Unser Gespräch wurde zu einem Wendepunkt: Zum einen machte er mit dem frei erfundenen Beispiel deutlich, dass mein Beratungsstil sich durch die KVT verändert hatte. Zum anderen zeigte er sich auch etwas beeinflusst durch einige Interventionen, die er miterlebt hatte. Die Idee war geboren, diese eher zufällige Mischung aus kognitiven Elementen und Beratung zu systematisieren und anderen zugänglich zu machen.

Das Konzept der Kognitiven Beratung reifte in eineinhalb Jahrzehnten der Beratungsarbeit sowie der Fortbildung von Beratern, Betreuern, Klinikpersonal und Therapeuten. Hauptanliegen ist, KVT-Methodik beratungszugänglich und auch im Rahmen unterschiedlicher Beratungsschulen nutzbar zu machen. Sie sind zum Ausprobieren eingeladen, auch wenn Sie sich einer anderen Beratungs- oder Therapierichtung verschrieben haben. Deshalb sind viele kognitive Strategien so dargelegt, dass sie als Ergänzung z.B. in der Gesprächstherapie oder in der tiefenpsychologischen Arbeit eingesetzt werden können. Vor allem in den ersten Kapiteln werden die Fragmente der kognitiven Strategien aufgezeigt, die universell anwendbar sind. Im Hauptteil des Buches dagegen wird ein „rundes" Konzept Kognitiver Beratung entworfen, das durch ausbildungserprobte Übungen Schritt für Schritt trainiert werden kann. In vertiefenden Abschnitten werden Möglichkeiten aufgezeigt, verzwickte Situationen mit kognitiver Methodik zu bewältigen und die Kurzinterventionen auch im therapeutischen Rahmen anzuwenden. Vielleicht gelingt es dabei, ein wenig von der hilfreichen Klarheit und klientenaktivierenden Struktur dieser modernen Therapierichtung für die unterschiedlichsten Beratungssituationen nutzbar zu machen.

In diesem Buch ist von Beratern und Therapeuten sowie von Klienten und Patienten – in der genannten grammatikalischen Form – die Rede. Dies dient der einfacheren Lesbarkeit. Beraterinnen, Therapeutinnen, Klientinnen und Patientinnen sind selbstredend mit gemeint.

Hamburg, im Frühjahr 2004   Rolf Winiarski

Basisvariablen

1.1 Die Haltung des Beraters

> Was die menschlichen Dinge angeht: Nicht lachen, nicht
> weinen, sich nicht entrüsten; aber begreifen.
>
> (Baruch de Spinoza)

Die Vorstellungen über günstige Grundhaltungen von Beratern und den Aufbau der „Beziehung" zum Klienten reichen von professionell distanziert über abstinent bis zu mitfühlend oder sogar beschützend. Manche vertreten auch einen provokanten und fordernden Stil. In der Praxis werden zumeist Mischformen praktiziert, die zwischen den Extremen liegen. Vorteile der emotional stärker mitgehenden Beratungsstile können sein, dass gerade gehemmte und deprimierte Klienten sich eher trauen, etwas von sich preiszugeben. Zwischen Therapie und Beratung wird dabei nicht immer unterschieden. In der Therapie wird häufig mit einem gestaffelten Prozess gearbeitet. Namentlich in der Verhaltenstherapie finden sich zahlreiche „starke" Interventionen und Übungsanleitungen. Sie setzen eine Einwilligung des Patienten voraus sowie ausreichend Motivation und Einblick in die Methode. In der Beratung treffen wir diese Voraussetzungen nicht an.

Haltung des Beraters als Brückenbauer. Der Klient erscheint vielleicht zum ersten Mal in einer Beratung und hat möglicherweise nur diffuse Vorstellungen, was ihn erwartet und auf welche Weise Hilfe möglich ist. Ein Berater baut daher zunächst eine Brücke. Er wird einiges daran setzen, einen guten Rapport aufzubauen, indem er sich als empathisch offener Ansprechpartner zeigt. Günstig zum Training dieses Verhaltens sind Kurse in Gesprächstherapie oder auch Seelsorge. Das wohl häufigste Problem bei nicht therapeutisch geschulten Mitarbeitern liegt im zu langen Warten, bis eine beraterische Gesprächsstrukturierung vorgenommen und hilfreiche Fragen gestellt werden. Das häufigste Problem therapeutisch geschulter Kollegen ist eine Überaktivität, ein viel zu schnelles therapieähnliches Intervenieren, obwohl eine Beratung bei therapiebedürftigen Problemen ohnehin nicht genügen kann, da wir die Klienten nicht gut genug kennen und sie auch in keinen offensiven Veränderungsprozess eingewilligt haben.

Eine verblüffend einfache Frage ist hilfreich, die Grundqualität eines Beraters zu prüfen: Würde ich selbst zu ihr oder zu ihm gehen, wenn ich ein Problem besprechen wollte? Wovon hängt meine Entscheidung ab? Was fände ich hilfreich und förderlich und was nicht?

> **Übung: „Selbst"-Erfahrung als Berater**
>
> Notieren Sie alles, was Sie an sich als Beraterin oder Berater attraktiv fänden –
> und alles, was sie negativ fänden. Beantworten Sie sich diese Fragen möglichst
> schriftlich:
> - Wie ist Ihre Kompetenz-Bilanz?
> - Welche positiven Merkmale möchten Sie noch verstärken?
> - Welche negativen Aspekte möchten Sie verändern?
> - Auf welche Weise soll beides geschehen?
> - Was genau müssen Sie in der Beratung üben, um dies zu erreichen?
> - Was sind die ersten kleinen Schritte in Richtung auf Ihr Ziel?
> - Diskutieren Sie Ihre Selbstreflexion mit anderen Beratern oder einem Supervisor – falls möglich.
>
> Wiederholen Sie diese Übung nach dem Lesen dieses Buches und nochmals in
> einem Jahr.

Auch wenn solch grundlegende Einschätzung sicher nicht ausreicht, um sich als Berater zu beurteilen, finden Sie damit vielleicht einige Merkmale heraus, die eine überdauernde Bedeutung in der Beratung haben könnten. Reflektieren Sie Ihre Einschätzung einmal anhand dieser Kriterien: Habe ich bei meinen positiven Merkmalen berücksichtigt, dass Beratung nicht nur angenehm sein kann, sondern oft auch ein mühevoller Arbeitsprozess ist? Habe ich beachtet, dass ich in einer Beratung auch Dinge erfahre und rückgemeldet bekomme, die ich im Moment nicht hören möchte? Habe ich beachtet, dass man auch Unangenehmes angenehm sagen kann? Habe ich mich bei meinen positiven und negativen Beratermerkmalen nur an dem orientiert, was mir momentan gut tut oder auch an dem, was mir langfristig hilft? Sind meine Maßstäbe erfüllbar, oder strebe ich den perfekten Berater an? Auf welche Weise möchten Sie Ihre Beratervision nun noch verändern?

Nachdem Sie nun Ihre eigenen allgemeinen Kriterien aufgestellt haben, möchte ich unterschiedliche Seiten der Beratung in einer Übersicht skizzieren. Mag sein, dass Sie dabei weitere Anregungen für Ihre eigenen Überlegungen erhalten.

1.2   Rollen des Beraters im hilfreichen Gespräch

Ansprechpartner sein. Berater sind zunächst einmal Ansprechpartner, die ihre Besucher willkommen heißen. Schließlich hat sich der Klient vielleicht monatelang überwinden müssen, um eine Beratung aufzusuchen. Oder jemand gerät „zwangsweise" an den Berater, weil dieser in einer Klinik, Schule oder sonstigen Einrichtung arbeitet, in der der Klient sich gerade (unfreiwillig) aufhält. Wie das Wort Partner schon sagt, geht mit der Rolle eine einladende und offene Haltung einher. Für den Klienten ist es manchmal schwierig, überhaupt ein Gespräch zu beginnen oder sich zu trauen, Persönliches zu erzählen. Eine einfühlsame Haltung hilft ihm, sich zu öffnen; sie ist Grundbedingung der Aufwärmphase. Eine empathische Haltung ist keine hinreichende Bedingung für ein wirkungsvolles Gespräch, aber für den Auftakt und als gesprächsbegleitende Grundvariable ist sie notwendig.

> **Übung.** Ohne allzu viel Theorie können Sie Ihre Empathie-Werte leicht testen: Fragen Sie den Klienten, ob er sich bei Ihnen angenommen gefühlt hat. Es mag Gesprächssituationen geben, in denen die Antwort auf diese Frage nicht aussagekräftig ist. Aber mithilfe dieser ersten globalen Strategie können Sie etwas über Ihre Grundhaltung und darüber, wie sie beim Klienten ankommt, lernen.

Begleiter sein. Vor allem wenn die Beratung aus mehreren Sitzungen besteht, wird der Berater zu einem Begleiter, der geduldig auf das Beratungsziel hin fokussiert und gegebenenfalls Widerstand und Beziehungsstörungen thematisiert. Oft offenbart der Klient etwas von seinen Empfindungen, die er noch niemandem erzählt hat. Der Berater ist nun Teil eines Prozesses und begleitet den Klienten geduldig, aber zunehmend strukturiert. Oder würden Sie selbst zu einem Berater gehen, der ungeduldig mit den Fingern trommelt oder der zwar die Geduld selbst ist, aber überhaupt keine Akzente setzt, und der die Sitzungen so verstreichen lässt, als führten Sie ein Selbstgespräch?

Informationsgeber und Sensor sein. Der Berater ist zugleich ein Informationsgeber, da er allgemeine Informationen über andere Einrichtungen weitergibt, wie Beratungsstellen, Behörden oder Literatur. Er benötigt in dem Bereich, in dem er arbeitet, Karteien und Kenntnisse über weitere Hilfsangebote. Als „Sensor" nimmt er zudem wahr, was im Gespräch zwischen den Zeilen passiert, und ist in der Lage, Störungen anzusprechen und freundliche, aber deutliche Worte dafür zu finden. Der Berater hilft jemandem, der verärgert, ängstlich oder traurig reagiert, indem er – statt die schnelle Flucht in Sachthemen anzutreten – die Gefühle als Gesprächseinstieg nutzt.

Lehrer- oder Trainerrolle. Kaum zu der genannten sensorisch-einfühlsamen Art passt die Rolle des Beraters als (möglichst unaufdringlicher) Lehrer, der Hilfe zur Selbsthilfe gibt und den „Schüler" durch pädagogische Fragen aktiviert. In seinem pädagogischen Wirkungsbereich verfügt er im günstigen Fall über fundierte Kenntnisse von Veränderungsprozessen; er sollte zwischen stimulierender Forderung und lähmender Überforderung unterscheiden können. Er benötigt die Fähigkeit, dort zu „pushen", wo es hilfreich ist, und sich dort zurückzuhalten, wo er Überforderung erkennt. Er übernimmt bei längeren Prozessen auch die Rolle eines Trainers, der mit Geradlinigkeit und Frustrationstoleranz den Klienten „coacht" und weiterbringt. Dazu muss er, wenn er sich eines tragfähigen Arbeitsbündnisses sicher ist, auch Rückmeldungen an den Klienten geben, die dieser nicht gern hört. Den Klienten dort abzuholen, wo er steht, ist eine Seite der Medaille. Ihn dort nicht zu lassen, ist eine zweite Seite. Beides zu leisten, kann zu Rapport-Konflikten führen, die nur durch ein Wahrnehmen und Ansprechen der Störung bearbeitet werden können. Die Rolle des Trainers kann bei manchen Sportlehrern studiert werden: Möchten Sie einen Trainer, der sie anschnauzt und negativ bewertet, wenn Sie etwas falsch machen? Oder wünschen Sie sich jemanden, der bei Bedarf immer wieder das Gleiche erklärt und der freundlich, aber auch ehrlich ist, wenn es darum geht, ob Sie eine Übung gut oder schlecht machen? Und möchten Sie jemanden, der weiß, dass manche Übung für bestimmte Menschen besonders schwer ist und dass wir unterschiedliche Schwierigkeiten haben? Oder wählen Sie jemanden, der Sie pauschal und ungeduldig für einen hoffnungslosen Fall hält? Möchten Sie einen Trainer, der immer wieder anregt, dass Sie Ihre Probleme bearbeiten, und der immer wieder klare und freundliche Rückmeldungen gibt?

Modellrolle. Berater sind mit ihrer ganzen Person anwesend und werden vom Klienten „ganzheitlich" wahrgenommen. Sie sind durch ihr Verhalten zugleich ein erster Übungspartner und ein negatives oder positives Modell für den Klienten. Daraus folgt, dass Berater in einem gewissen Umfang durchgearbeitet sein müssen, wenn sie auch dieser Modellrolle gerecht werden wollen. Erscheint der Berater z.B. mit den gleichen Hemmungen und Ängsten wie ein Klient, der sich schämt, kann der Berater kein günstiges Lernmodell abgeben. Es gibt allerdings keine Euro-Norm für das, wie ein Berater sein muss, und es gibt keine perfekten Menschen. Wir müssen uns also, was unsere Modellfunktion angeht, realistischerweise auf einige beratungsrelevante Aspekte beschränken. Am Anfang können Sie z.B. einmal reflektieren, ob Sie ein sicheres Auftreten haben oder ob Sie sich beim Klienten regelmäßig für Ihre Interventionen entschuldigen. Fragen Sie sich, ob Sie mit einer guten Portion Lebenszufriedenheit die Beratung antreten oder aufgrund von nicht beherrschbaren oder bearbeitbaren Stimmungsschwankungen ein eher hilfsbedürftiges Bild abgeben. Sind Sie als Modell „echt"? Oder pflegen Sie Ihre Fassade? Nuscheln Sie, oder sprechen Sie deutlich und klar aus, was Sie meinen? Halten Sie angemessenen Blickkontakt, oder schauen Sie ängstlich weg? Die Variable „Kongruenz" aus der Gesprächstherapie ist zwar nicht zu 100 % erreichbar und auch nicht immer sinnvoll, aber auch in der Kognitiven Beratung ist eine etwas in sich ruhende und aufrichtige Persönlichkeit hilfreich. Zur Modellfunktion sind auch z.B. Pünktlichkeit und Klarheit zu zählen. Zudem gefährdet es den Rapport, wenn Sitzungen unpünktlich beginnen, der Berater seine Sätze zu häufig mit einem „Vielleicht" einleitet, sich nicht vorstellt und nicht weiß, wo er sitzen soll.

Basisvariablen. Für die verschiedenen Rollen, in denen wir die Berater hier betrachtet haben, können als wesentliche Basisvariablen einer Beratung herauskristallisiert werden:
▶ der Rapportaufbau
▶ die Empathie
▶ eine aktive Gesprächsführung
▶ eine zielgerichtete Sitzungsstrukturierung und
▶ möglichst eine starke Aktivierung des Klienten.

Die Aktivierung ist ein typischer Bestandteil der Kognitiven Verhaltenstherapie. Die Grundfunktionen des Beraters und die hilfreichen Beratungsvariablen werden im Folgenden immer wieder berücksichtigt, um über diese allgemeine Übersicht hinaus zu zeigen, in welcher spezifischen Gestalt diese Beratungsfacetten in eine Kognitive Beratung Eingang finden können. Wer vor allem mit den auf Rapport und Empathie zielenden Variablen noch keine praktische Erfahrung verbindet, tut gut daran, zunächst einmal einen allgemeinen Beraterkurs zu durchlaufen oder sich mit Gesprächstherapie (Rogers, 1973) und Kommunikationstheorie (Schulz von Thun, 1981, 2001) zu beschäftigen.

1.3   Wortwahl in der Beratung

Beratersprache knüpft an den Grundsatz an, den Klienten dort abzuholen, wo er ist. Das bedeutet schon ganz oberflächlich betrachtet, dass die Sprechweise eines Beraters möglichst alltäglich sein und wenig Insiderslang und Fachchinesisch beinhalten sollte. Hierzu gehört auch phrasenhaftes „Psychodeutsch", das den nicht eingeweihten Klienten schnell abschrecken könnte. Formulierungen, die in bestimmten therapeutischen Systemen einen Kontext haben, aber im Beratungsgespräch unvermittelt (und unvermittelbar) erscheinen, und Möglichkeiten, sie zu vermeiden, finden sich in der folgenden Tabelle.

Fachwörter und Psychophrasen raus, Alltagssprache und Klarheit rein. Es kann eine Übung für Sie sein, eine Liste anzufertigen: einerseits häufig verwendete Psychoausdrücke, andererseits ihre Übersetzung ins Alltagsdeutsche oder zumindest in eine auch für Nicht-Insider verstehbare Sprache.

Psychodeutsch/Fachchinesisch	Alltagsdeutsch/Beratungssprache
Ihre Gefühle sind ambivalent.	Sie reagieren mit verschiedenen Gefühlen. Sie fühlen sich einerseits … und andererseits …
Wie fühlt sich Ihre Trauer an?	Wie stark/worüber trauern Sie?
Was macht das mit Ihnen?	Wie reagieren Sie darauf? Wie finden Sie das?
Ich kann Sie da noch gar nicht spüren.	Ich würde Sie an diesem Punkt gern noch besser kennen lernen.
Dann haben Sie ein hohes Arousal/Erregungsniveau?	Sie sind dann aufgeregt?
Wie sorgen Sie denn so für sich selbst?	Was tun Sie, damit es Ihnen besser geht?
Da zeigen Sie also Reaktanz.	Dann trotzen Sie. Dann denken Sie: Jetzt erst recht. Das lasse ich mir nicht bieten.
Sind Sie dann narzistisch gekränkt?	Sind Sie dann gekränkt und eingeschnappt? Fühlen Sie sich dann in Ihrem Stolz verletzt oder abgewertet?

Die Palette klientenfremder Sprechakte ist unendlich. Manchmal kann der Beratungston nicht vollständig alltäglich sein, weil nicht alltäglichen Sachverhalten und Schwerpunkten Rechnung zu tragen ist. Aber ein Berater kann sich bemühen, alltagsnäher zu sprechen. Gerade in der Beratung kann nicht vorausgesetzt werden, dass ein Klient sich in den unterschiedlichen Therapiesprachen heimisch fühlt. Ein Beratungsklient hat oft nichts damit am Hut.

Ähnliche Probleme gibt es beim gesamten Ausdruck des Beraters: Der Klient ist an keine bestimmte Körpersprache oder Sprechhaltung gewöhnt. Leises Nuscheln, unvermitteltes langes Schweigen (bei einigen Therapieformen verwendet, um den Umgang mit „unstrukturierten Situationen" zu testen) sowie langes, für den Klienten nicht einschätzbares Anblicken wirken ebenso befremdend wie forsch-direktives Ausfragen. Augenmaß und eine alltagsnahe einladende Offenheit fördern den Kontakt zum Klienten.

1.4   Anwendungsbeispiel einer Aufwärmphase

Im folgenden Gesprächsausschnitt zeigt der Berater eine dem Klienten zugewandte einladende und helfende Grundhaltung.

Berater: „Guten Tag, nehmen Sie bitte Platz. Mein Name ist Meyer. Ich arbeite in dieser Beratung seit drei Jahren. Möchten Sie noch etwas über meine Person wissen?"

Klient: „Nein, nein."

Berater: „Okay, worüber möchten Sie mit mir sprechen?"

Klient: „Tja, ich weiß gar nicht, wo ich anfangen soll."

Berater: „Ja, das kann ich gut verstehen. Nehmen Sie sich gern Zeit! Manchmal hilft es, einfach irgendwo zu beginnen."

Klient: „Hm, also vielleicht finden Sie das ziemlich lächerlich …" (stockt)

Berater: „So denken zu Beginn ganz viele, die herkommen. Das finde ich sehr verständlich. Es ist noch eine ungewohnte Situation, und Sie kennen mich nicht. Ich kann mir gut vorstellen, wie schwer das ist."

Klient: „Hm, das klingt recht nett soweit."

Berater: „Ja, ich möchte Ihnen gerne helfen, dafür bin ich da. Es ist hier alles vertraulich, was Sie mir erzählen, und ich hätte wohl meinen Beruf verfehlt, wenn ich über die Probleme der Menschen lachen würde."

Klient: „Ja, das stimmt wohl. Ich glaube, Sie helfen mir schon ein wenig. Aber ich finde nicht so recht den Anfang. Also, soll ich's mal versuchen?"

Berater: „Dazu möchte ich Sie gern einladen! Soweit Sie jetzt sprechen mögen."

Klient: „Okay, also ich leide sehr unter meinen Sorgen, wissen Sie?"

Berater: „Mögen Sie ein wenig mehr davon erzählen?"

Klient: (Beginnt jetzt sein Problem zu schildern.)

1.5   Checklisten zu Basisvariablen und Beraterrollen

Die genannten Basisvariablen der Beratung (s. 1.2) sind im Folgenden in einer Übersicht zusammengefasst. Diese Liste kann auch in der Supervision oder als Nachbereitung von Beratungsgesprächen verwendet werden.

Rapportaufbau und Empathie: die Haltung des Beraters als Brückenbauer
▶ Formales: Pünktlichkeit, Vorstellung, weder konfrontative noch abgewandte Sitzordnung
▶ einfache und anschauliche Sprache ohne Fachchinesisch und Psychodeutsch
▶ Gesprächsatmosphäre: nicht kumpelhaft privat, sondern professionell freundliche Zugewandtheit und Willkommenshaltung
▶ überzeugendes und sicheres Auftreten des Beraters
▶ aktives Zuhören und Nachfragen
▶ die Möglichkeit einräumen, sein Problem einige Zeit lang unstrukturiert ohne Unterbrechungen darzustellen und sich an die Situation zu gewöhnen („Raum geben")
▶ fast bedingungslose Akzeptanz des Verhaltens des Klienten
▶ Zurückhaltung beim Werten und Kommentieren
▶ aktives Zuhören durch kleine Einwürfe zeigen (Nicken, Ja-Haltung, „aha", „verstehe" usw.)

Gesprächsführung
▶ Empathie, Zuhören und Rapport nicht zum Selbstzweck werden lassen
▶ Hauptproblem(e) erfragen
▶ Exploration gezielt durchführen
▶ Erfragen von Unklarheiten
▶ Brückenbauen bei unausgesprochenen Problemen oder unangenehmen Themen („Könnte es sein, dass …?")
▶ Vorwärtsorientierung

Sitzungsstrukturierung
▶ Themen zusammenfassen
▶ Zeit planen für Verlauf und Abschluss
▶ Themen für noch geplante Sitzungen (vorläufig) festlegen
▶ Planung von Aktivitäten bis zur nächsten Sitzung

Klientenaktivierung
▶ zusammenfassen lassen („Was nehmen Sie aus dieser Sitzung mit?")
▶ Zusammenfassung fragend ergänzen
▶ Fragen für folgende Sitzung formulieren
▶ Aufgaben (ohne therapeutischen Gehalt) besprechen (z.B. Erledigungen)

▶ ggf. Intervallvergrößerung zwischen den Sitzungen (wenn Klient selbstständig Aufgaben erledigen kann)
▶ Hilfsbereitschaft statt Helfersyndrom

Training mit der Checkliste. Nehmen Sie sich aus dieser Liste einen Punkt nach dem anderen vor, und trainieren Sie jeden Punkt. Spielen Sie „einfache" Beratungssequenzen ohne spezifische inhaltliche Fragestellungen durch, lassen Sie sich von Kolleginnen oder Kollegen anhand der Merkmale unserer Liste einschätzen, oder schätzen Sie sich selbst nach einer Bandaufnahme oder aus dem Gedächtnis ein. Notieren Sie sich die Hauptpunkte, bei denen Sie Defizite finden, an denen Sie noch feilen möchten. Berücksichtigen Sie bei Ihrem Training auch, dass eine perfekte Beratung auf allen Ebenen weder möglich noch erforderlich ist. Sie brauchen ein realistisches Augenmaß.

Rollen des Beraters

Die erläuterten Basisvariablen können zur Anschauung verschiedener Rollen, die ein Berater ausfüllt, zugeordnet werden. Dadurch entsteht ein plastisches Bild von den unterschiedlichen Ebenen der Beratung und dem Zusammenwirken der Basisvariablen in unterschiedlichen Kombinationen.

Rolle	erforderliche Fertigkeiten	Aktivität
Ansprechpartner	Empathie, Offenheit, einfache Sprache	Rapport begünstigen, Raum geben, Fragen stellen
Begleiter	Geduld, strukturiertes Vorgehen	Rapport erhalten, Klärungs- oder Veränderungsprozess reflektieren
Informant	Wissen über Infrastruktur (Karteien mit weiteren Hilfsangeboten)	Infos auswählen und weitergeben
Sensor	Wahrnehmung der emotionalen Qualität der Beziehung	Thematisieren von „Störungen"
Lehrer	Veränderungswissen, Veränderungsstruktur	pädagogisches Vorgehen zur größtmöglichen Eigenaktivierung des Klienten, fragen statt belehren, Ressourcen entdecken, „Zepter abgeben"
Trainer	Durchhaltevermögen, Geradlinigkeit, Geduld	Rückmeldungen geben, unangenehme Einsichten aussprechen oder Fragen stellen (maßvolle Konfrontation), Konzentration auf den Prozess
„Diagnostiker"	Einschätzungsvermögen und Fragetechnik	gezielte Fragen stellen
Übungsmodell	Beziehung aufbauen und durchhalten	sich als Übungspartner anbieten
Lernmodell	Probleme bewältigen (Coping-Repertoire), Überzeugungskraft	präsentiert sich als Modell günstigen und problemlösenden Verhaltens ohne Perfektionismus

Training der Beraterrollen. Diese genannten Rollen können einzeln trainiert werden, indem man sich im Rollenspiel abwechselnd auf die verschiedenen Dimensionen des Beraters konzentriert und diese ausarbeitet. Ist eine Übungsgruppe vorhanden, kann sie Rückmeldungen geben, wenn sie meint, dass eine Rolle zu früh eingenommen oder verlassen wurde. Diese Untergliederung kann eine Hilfestellung für die eigene Arbeit sein, wenn Sie z.B. zu der Einsicht gelangen, dass Sie die eine oder andere Rolle in Ihrer Beratung vernachlässigen. Sie können sich dann eine Notiz schreiben, welche Rolle Sie kultivieren möchten, und sich dadurch während der Beratung oder vorher daran erinnern. Eine Hilfe, um all diese Dimensionen der Beratung besser zu verankern, kann sein, für sich allein oder in der Gruppe zu jeder der Rollen nacheinander eine typische Körperhaltung oder Gestik einzunehmen.

1.6 Selbst- und Fremdanalysebogen zur Beratung und Kurztherapie

Für Berater und Klienten gleichermaßen eignet sich ein Selbstanalysebogen zur Beratung. Die Arbeit mit solchen Hilfsmitteln hat den Vorteil, dass gerade Anfänger dadurch eine Strukturierungshilfe erhalten, mit der sie ohne viel Übung sofort die Sortierarbeiten durchführen können, die zum Erkennen und Trennen unterschiedlicher Probleme erforderlich sind. Nachteile sind die formelle Atmosphäre, die dadurch entsteht, und die Gefahr einer „Abspeisung" des Klienten mit Formalitäten. Gerade im Beratungssetting, in dem wir zunächst sehr viel Wert auf einen „natürlichen", nicht medizinisch-psychologischen Gesprächsverlauf legen, um die Gesprächsschwelle niedriger zu halten, ist der Grat zwischen sinnvoller Struktur und einem Verspielen des Rapports schmal. Der Analysebogen ist deshalb so gestaltet, dass ein Berater ihn für den Klienten ausfüllen kann, um dabei zu prüfen, ob ihm wesentliche Informationen unzugänglich geblieben sind und gezielte Fragen an den Klienten oder an seine Supervisionsgruppe vorzubereiten. Verwendung des Bogens (s.u.):

(1) Strukturierung eines Beratungsgespräches, bei dem der Berater nicht „durchblickt" und den Bogen für den Klienten ausfüllt
(2) Selbsterfahrung im Beratertraining, um an eigenen Schwierigkeiten im Dialog zu arbeiten
(3) für Klienten in Langzeitberatung.

> **Übung: Selbstanalyse**
> Nehmen Sie sich entweder ein eigenes Problem vor, oder füllen Sie den vorbereiteten Bogen (s.u.) stellvertretend für einen Klienten nach der Beratung aus. Folgen Sie konsequent den Anweisungen. Ergänzen Sie in Ihrer nächsten Beratung eventuell fehlende Informationen, und „spielen" Sie ein wenig mit der Struktur dieses Bogens im Beratungsgespräch. Gewinnen Sie das Gefühl, dass

Klärungsbogen zur Beratung

Bitte kopieren Sie sich dieses Blatt, damit Sie Ihre Eintragungen leicht verändern können, falls Sie später damit nicht zufrieden sind.

Schreiben Sie zunächst einmal alles, was Sie in der Beratung besprechen möchten, auf ein leeres Blatt. Fassen Sie das nun bitte zusammen:

Meine drei hauptsächlichen Schwierigkeiten/Fragen sind:

1. _____
   _____

2. _____
   _____

3. _____
   _____

Überlegen Sie nun bitte, was Sie benötigen, um weiterzukommen:

1. _____
   _____

2. _____
   _____

3. _____
   _____

Gleich haben Sie's geschafft! Überlegen Sie jetzt bitte noch, was Sie bisher daran gehindert hat, Ihre Fragen und Schwierigkeiten anzugehen:

1. _____
   _____

2. _____
   _____

3. _____
   _____

Dieser Bogen kann auch vom Berater nach der Sitzung stellvertretend ausgefüllt werden, um das Gespräch zu sortieren.

© Winiarski: Beratung und Kurztherapie. Weinheim: Beltz PVU

alle Probleme sortierbar sind und dass die dadurch entstehende Klarheit erste Lösungsschritte sichtbar werden lässt. Auf der kognitiven Ebene bewirkt ein solches Vorgehen oft ein Auflösen von Gedanken („Das ist alles aussichtslos verknäult und ohne Perspektive."). Versuchen Sie, allein durch diese Strukturierung auch Ihrem Klienten zu vermitteln: Ich kann meine Probleme sichten, ordnen und schrittweise angehen. Gehen Sie die Probleme nach dem Kriterium durch: Liegt eine Lösung in meiner Hand? Falls nicht: Was kann ich tun, um mit diesen (unlösbaren) Problemen besser zu leben?

1.7 Zeitmanagement in Beratung und Kurztherapie

Eine Beratung ist keine Open-End-Veranstaltung. Weder dem Klienten ist damit gedient, sich ohne absehbares Ende in ein Gespräch zu begeben, noch dem Berater, der seine Termine überzieht und dadurch in Stress gerät. Der Klient kann sich nur eine begrenzte Zeit konzentrieren und verfügt oft nicht über eine „Struktur", Probleme in einem angemessenen Zeitraum anzupacken. Wenn der Berater keine Struktur vermittelt, lässt er den Klienten auf offenem Meer treiben und enthält ihm eine wertvolle Hilfe zur Problemlösung vor – in guter Absicht: Er will ihn nicht abwürgen, ihn nicht verletzen, sich einfühlsam zeigen. Es kann aber sehr viel förderlicher sein, wenn der Klient aktiviert wird, selbst weiterzuarbeiten und zu lernen, einen Abschluss zu finden. Ein harter Abbruch kann dabei vermieden werden, indem die Zeit von vornherein als begrenztes Gut betrachtet und dementsprechend gemanagt wird. Es gibt dafür kein Schema F, das in jedem Einzelfall sinnvoll ist. Aber darum geht es auch gar nicht: Wenn Sie in der Beratung häufig nicht mit der Zeit auskommen, bedienen Sie sich bereits eines Schemas. Das Schema heißt dann „fehlendes Zeitmanagement". Es geht dann nicht um Ausnahmen, die sinnvoll sein mögen, sondern um Ihr Grundkonzept.

Prüfen Sie selbst einmal, welche Erfahrungen Sie machen, wenn Sie die Beratungsstunde strukturieren. Dazu hier ein Vorschlag, der allerdings als Grundmodell gemeint ist, dem Abweichungen sicher immer mal wieder sinnvoll sind:

▶ Etwa 5 Minuten, seltener 10 Minuten für das freie Reden. Der Klient erzählt sein Problem, seine Lage, sein Anliegen, und Sie stellen nur Verständnisfragen. Dann beginnen Sie mit der Problemordnung und vergewissern sich, ob Sie richtig verstanden haben, dass Ihr Klient in dieser Stunde über XYZ sprechen möchte.

▶ Nun folgen 35–40 Minuten Beratung. Etwa 10 Minuten vor dem Beratungsende, können Sie auf die begrenzte Zeit hinweisen und nochmals die Konzentration auf das Problem erhöhen oder schon eine Zusammenfassung beginnen. Am besten eignen sich aktivierende Fragen: „Okay, wir haben jetzt eine Weile über XY gesprochen und dabei verschiedene Möglichkeiten erörtert. Wir haben nun noch 10 Minuten – fassen Sie bitte einmal zusammen, was Sie aus diesem Gespräch mitnehmen oder als nächsten Schritt unternehmen möchten!"

Halten Sie sich an diese Zeit! Lassen Sie sich einladen, einmal diese Hypothese zu prüfen: Was wir nicht in 50 Minuten klären konnten, schaffen wir (in der Regel) auch nicht in 70 Minuten. Was wir nicht in einigen Beratungsgesprächen bearbeiten konnten, ist eher etwas für langfristige Bindungen wie Therapie oder Sozialbetreuung. Warum diese Ausgrenzung? Weil Beratung ohnehin Begrenzungen hat und es für den Klienten weniger Frust bedeutet, sich einen verfügbaren langfristigen Gesprächspartner zu suchen und dazu Hilfestellung zu bekommen, als in einer für ihn nie ausreichenden Beratung bestätigt zu bekommen, dass ihm nicht geholfen werden kann, weil die Zeit nie reicht. Ein Klient, der mehr Zeit braucht, lernt dadurch (vielleicht zum ersten Mal in seinem Leben), Nägel mit Köpfen zu machen und eine Entscheidung für die Zukunft zu treffen. Diesen Stopp nach maximal 50 Minuten muss man lernen! Hilfsmittel sind:

▶ eine Uhr im Beratungsraum, auf die der Berater blickt
▶ der Abbau von Scham beim Blick auf die Armbanduhr
▶ ein kleiner Piep der auf „viertel vor" programmierten Armbanduhr
▶ sich Formulierungen vorab zurechtzulegen, mit denen Sie das Ende der Stunde einläuten („Leider müssen wir das Gespräch gleich beenden, daher bitte ich Sie, nun noch einmal zusammenzufassen/zu überlegen, ob noch etwas Wichtiges fehlt.").

Wenn Ihr Klient eine Minute vor Schluss neue Probleme anspricht, können Sie ihm helfen, sich besser zu strukturieren, indem Sie ihm anbieten, das Thema vorzumerken und sich vor dem nächsten Gespräch zu überlegen, was er besprechen möchte. Wenn Sie übrigens verstohlen auf die Uhr blicken, vermitteln Sie Ihrem Gesprächspartner eher Unentschlossenheit. Besser ist es, ganz bewusst auf die Uhr zu sehen und zu sagen: „Es ist Viertel vor, wir haben jetzt noch fünf Minuten." Wenn Sie einen Klienten haben, der notorisch Probleme mit dem Zeitmanagement hat, bitten Sie ihn, selbst auf die Zeit zu achten. Er kann dabei lernen, Struktur aufzubauen. Vor der nächsten Stunde kann es hilfreich sein, das Problem mit der Zeit nochmals offen anzusprechen: „Ich möchte Ihnen heute gerne helfen, mit der Zeit besser zurechtzukommen, damit Sie möglichst viel von unserem Gespräch haben. Achten Sie daher heute bitte besonders darauf." Oder: „Als kleine Hilfe sage ich Ihnen in der Mitte der Sitzung und zehn Minuten vor dem Ablaufen der Zeit noch einmal Bescheid."

Ausnahmen. Sagt der Klient plötzlich, er muss morgen ins Gefängnis, seine Partnerin hat sich von ihm getrennt oder er hat eine unheilbare Krankheit – und er hat das zuvor nicht sagen mögen –, dann ist die Situation extrem und eine Ausnahme. Sicher muss auch ein derart belasteter Klient lernen, mit der Beratungszeit ökonomischer umzugehen. Ausnahmen sind angemessen, wenn sich der Klient zuvor aufgrund seiner emotionalen Situation nicht getraut hat, das zu sagen. Es handelt sich dann wirklich um seltene Lebensumstände und nicht um ein generelles Problem mit dem Zeitmanagement.

1.8   Sensitivitätsübung zur Beraterhaltung

Die Haltung des Beraters erfordert, einerseits den Klienten als Person anzunehmen und andererseits einige seiner Auffassungen in Frage zu stellen. Hilfreich ist für Sie vielleicht, eine Tai-Chi-Bewegung auszuführen, die dies zum Ausdruck bringt. Die Übung ist geeignet, eine beraterische Haltung zwischen „Annehmen" und „Abgrenzen" deutlich zu machen und körperlich zu verankern.

> **Übung.** Heben Sie beide Hände vor die Brust, und wenden Sie die Handflächen nach außen, so als ob Sie etwas von sich wegschieben oder von sich weisen. Spüren Sie in sich hinein. Wie fühlt es sich an? Was für Assoziationen weckt diese Körperhaltung? Verabschieden Sie sich innerlich und äußerlich von dieser Position, und legen Sie die Hände neutral in den Schoß. Und spüren Sie dem Unterschied ein wenig nach. Eine Wiederholung kann die Eindrücke verstärken.
>
> Nun nehmen Sie mit beiden Händen eine geöffnete Haltung ein, indem Sie die Hände locker geöffnet seitlich der Hüften oder Schenkel halten und die Arme dabei runden, so als wollten Sie eine aufnehmende und empfangende Zuwendung zeigen. Die Handflächen sind für ein vorgestelltes Gegenüber offen wie Schalen. Ihre Arme haben fast eine umarmende Haltung. Spüren Sie sich in diese Position hinein. Kultivieren Sie das Zugewendetsein und Aufnehmen. Spüren Sie es eine Weile. Dann gehen Sie wieder in die neutrale Position.
>
> Experimentieren Sie ein wenig, indem Sie zwischen der aufnehmenden und abweisenden Haltung wechseln und Ihre Empfindungen beobachten.

Beide Haltungen können in einer Beratung hinderlich sein. Denn weder können Sie unbegrenzt aufnehmen, was Ihr Klient Ihnen anbietet, noch können Sie alles abweisen. Eine Mischung aus beidem könnte man als Symbol und körperliche Inszenierung für eine förderliche Haltung sehen: Eine Hand weist ab, die andere ist in der aufnehmenden Position. Denn einerseits weisen Sie etwas von dem, was der Klient mitbringt, angemessen zurück (seine problemerzeugenden Sicht- und Herangehensweisen), andererseits halten Sie den Rapport aufrecht, bauen Brücken, laden ihn ein und zeigen, dass Sie ihn als Person unbedingt annehmen und akzeptieren. Nehmen Sie also die gemischte Haltung ein, und spüren Sie, wie Sie innerlich diese Gegensätzlichkeit vereinbaren. Wechseln Sie dabei einmal die Arme. Spüren Sie diese Grundhaltung körperlich. Annehmen und Abgrenzen zugleich! Empathie einerseits, eine klare Linie andererseits! Diese körperliche Inszenierung kann helfen, diese Grundhaltung innerlich zu stärken und ein besseres Gespür dafür zu bekommen, wann Sie zu einseitig werden und eine dieser Seiten vernachlässigen.

2 Beratungssprache

2.1 Veränderungsorientierte Sprache

2.1.1 Grundlegende Frageprinzipien

W-Fragen. Im Beratertraining lohnt sich ein längeres Training der W-Fragen. An dieser Stelle sind nicht die diagnostischen W-Fragen gemeint (wie häufig, wie stark, wie lange, wann nicht und was noch?), sondern die problemklärenden und ebenfalls mit einem W beginnenden Fragen, die einen Sofortzugang zum Klärungsprozess ermöglichen:

- „Wodurch bringen Sie sich in diese Lage?"
- „Wie haben Sie es in ähnlichen Situationen geschafft, das Problem zu lösen?"
- „Wie schaffen andere das?"
- „Was würde Ihnen helfen?"
- „Wobei genau kann ich Ihnen helfen?"
- „Was denken Sie dabei?"
- „Wie sehen Sie diese Situation?"

Wenn Berater diese Fragen trainiert haben und damit ein Gespräch (behutsam) führen können, kann der Grundgedanke der Kognitiven Verhaltenstherapie (KVT), nach dem Gefühle und Verhalten durch Kognitionen bedingt sind, auf einfache Weise umgesetzt werden. Eine einfache Gesprächstechnik beruht auf einem Nachfragen („Was denken Sie dabei?" „Wie sehen Sie XYZ?") und auf einer anschließenden Fokussierung auf den Zusammenhang zwischen Denken und Verhalten: „Wenn Sie das so betrachten, verstehe ich sehr gut, dass Sie sich so und so fühlen/verhalten." Oder: „Habe ich Sie richtig verstanden, wenn Sie so und so denken, fühlen Sie sich so und so?" Damit ist eine kleine Ernte schon eingefahren: Der Klient sieht den Zusammenhang zwischen Kognitionen, seinem Verhalten und seinem Empfinden, und der Berater kann einen punktgenauen Angriff auf die probleminduzierenden Kognitionen starten: „Wenn Ihr Problem dadurch verstärkt/hervorgerufen wird, dass Sie die Dinge so und so betrachten, lassen Sie uns einmal schauen, ob es auch andere Möglichkeiten gibt, das zu sehen/bewerten/interpretieren." Verstärkende Frage: „Wie betrachtet jemand eine solche Situation, der viel gelassener reagiert?" Die Strategie beruht also auf einer gezielten Nachfrage und der Hinwendung zum Zusammenhang von Kognition und Verhalten/Emotion.

Warum-Fragen meiden. Abschließend sei auf eine „W-Sünde" hingewiesen: die Warum-Frage. Kaum eine offene Frage führt so weit vom Lösungsprozess weg wie diese. Das offen gefragte „Warum?" verführt zu pseudokausalen, weit ausholenden Erklärungen. Ein Beispiel:

Berater: „Warum reagieren Sie so?“
Klient: „Tja, also schon meine Mutter hat damals immer gesagt … und dann bin ich immer gehänselt worden … und in meiner Kindheit ist dann noch Folgendes passiert …“

Hilfreiches Warum. Die Warum-Frage ist allenfalls an einem ganz bestimmten Punkt und sehr zielgerichtet eingesetzt einmal hilfreich: Wenn nämlich Selbstakzeptanz aufgebaut werden soll und der Klient seine Gewordenheit als Ergebnis multipler Einflussfaktoren statt als alleiniges Versagen reflektieren soll. Zu diesem Zweck kann das Warum einen Raum öffnen, der die Selbsttoleranz unterstützt, der aber bald wieder verlassen werden muss, da sonst eine anklagende und verantwortungsabgebende Haltung gefördert wird. Zum Aufbau eines realistischen Selbstbildes ist die Abgabe der Verantwortung für externe Lebens- und Lernbedingungen hilfreich, zumal wenn selbstwertmindernde Attribuierungen überwiegen. Aber um seine Reaktionen in der Gegenwart zu meistern, muss der Klient eben die Verantwortung für sein künftiges Verhalten übernehmen.

Die Warum-Frage ist noch an einem anderen Punkt nützlich: Wenn es darum geht, das Verhalten anderer besser zu verstehen, z.B. um Ärger und Überinterpretationen abzubauen. Die Frage „Warum macht er das?“ kann dann Wege zu mehr Verständnis öffnen und kommt einem Rollenspiel gleich, in dem der Klient die Rolle des beschimpften Anderen einnimmt. (Aber noch einmal: Im Veränderungsprozess ist die Warum-Frage in der Regel lösungshemmend und Anlass für Abschweifungen.)

2.1.2 Die Bedeutung zwischen den Zeilen

Beratung findet überwiegend verbal statt. Die Kommunikation zwischen Berater und Klient, aber auch die Selbstverständigung des Klienten – vermittelt über seine Sprache – sind Anknüpfungspunkte zur Problemlösung. Die kognitiven Theorien, aber auch deren Vorläufer, die semantischen Interventionen, sind spezialisiert auf das Erkennen von Bedeutungen und versteckten Botschaften in der Klientensprache.

Semantik ist die Bedeutungslehre der Wörter und Zeichen, die die Grenzen und Möglichkeiten von Sprachsystemen untersucht. Die Semantik zeigt tiefere Zusammenhänge zwischen Sprache und Erkenntnis, zwischen oberflächlich Gesprochenem und dahinterliegenden Strukturen auf. Denn an der Sprache kann sich zeigen, wie jemand denkt und damit auch, welche Probleme er dadurch hat. So sind die semantisch orientierten Richtungen der Beratung und Psychotherapie sehr aufmerksam gegenüber der Art und Weise, wie die Patienten etwas ausdrücken oder nicht ausdrücken, indem sie z.B. schwammige Allgemeinplätze verwenden oder um etwas herumreden.

E-Prime: die „Ich-bin-Form“. Ein einflussreicher Sprachphilosoph war z.B. Alfred Korbzybski (1933), der zeigte, wie Formulierungen mit dem Verb „sein“

verschleiernd wirken. Wenn nämlich jemand sagt, „ich bin …“, dann verschleiert er damit oft, dass er etwas tut und das auch lassen könnte („Ich bin Trinker“ statt „Ich trinke“). Bourland (1966) entwickelte aus diesen Einsichten einen Sprachstil, der solche Verzerrungen ausklammert, das E-Prime. Dabei steht „E“ für „est“ (lat.: sein). Das Kunstwort deutet die Vorrangigkeit des Verbs „sein“ bei Verschleierungen von Verhaltensweisen an. Verhaltensweisen kann man ändern, das eigene Sein aber nicht. Durch die „Ich-bin-Form“ wird veränderbares Verhalten zumindest sprachlich zum unausweichlichen Charaktermerkmal. Die Auflösung der Ist-Form war einflussreich in der Rational-Emotiven Verhaltenstherapie und in den an sie anknüpfenden Varianten der kognitiven Therapien (Ellis & Hoellen, 1997).

In der Beratungspraxis wird der Seinszuschreibung (z.B. „Ich bin ein Angsthase“) eine zementierende Funktion zugeordnet, die den aktiven Prozess (im genannten Beispiel: des Befürchtens und *dadurch* sich selbst Ängstigens) verleugnet. Der Berater hat einen Fuß in der Tür zur Veränderungsarbeit, sobald er diesen getilgten Prozess zurückholt, begreifbar und damit angreifbar macht. Sagt ein Klient „Ich bin ein Angsthase“, deckt der Berater den dahinterliegenden Prozess auf, indem er fragt: „Weil Sie was befürchten?“ Schon an der sprachlichen Oberfläche wird sichtbar, dass „Ich bin“ etwas Unveränderbares ist, während das „Ich befürchte“ allerlei Angriffsfläche bietet. Befürchtungen können hinterfragt und auf ihren Realitätsgehalt geprüft werden, ein „Ich bin“ hingegen nur schwer.

> **E-Prime** = Ausdrucksweise, in der keine Form des Verbs „sein“ verwendet wird. Stattdessen werden die hinter „bin“, „ist“, „sind“ versteckten Verhaltensweisen, Bewertungen und Pauschalisierungen durch andere Verben benannt.

Durch das E-Prime werden also Gedankeninhalte wieder zugänglich, die vorher hinter der „Seinsfloskel“ versteckt und unangreifbar gemacht wurden. Das E-Prime ist eine sehr gut trainierbare Ausdrucksform, die vielen spezifischeren und schwerer erlernbaren semantischen Interventionen vorgreift. Im beraterischen Dialog reicht es nicht, wenn der Berater eine E-Prime-Sprache verwendet, da der Klient daraus allein noch nichts lernt. Wenn Ihr Klient gehäuft Formulierungen mit „sein“ verwendet, haken Sie einmal ein, um den verdeckten Gehalt dieser Aussagen bewusst zu machen. Mögliche Interventionen sind Fragen, die die „Seinszuschreibung“ relativieren. Hier zwei Beispiele:
(1) Klient: „Ich bin ein Versager!“ Berater: „Was genau haben Sie gemacht, aus dem Sie das schlussfolgern?“
(2) Klient: „Ich bin aggressiv!“ Berater: „In welchen Situationen reagieren Sie mit Aggressionen?“
Durch das konsequente Aufspalten der Seinsformulierung in seine konkreten Bezugspunkte wird die pauschale Seinszuschreibung entkräftet und erscheint nur noch als *eine* Facette des Verhaltens des Betreffenden, nicht mehr als sein pau-

schales Sosein. Außerdem wird das Sein durch diese Fragen als konkretes Verhalten entmystifiziert. Verhalten kann man ändern, das Sein eher nicht. Selbst überdauernde Verhaltensweisen können Menschen immer wieder verändern, während das „Ich bin" einen unbeeinflussbaren Charakter suggeriert und als Ist-Zustand für alle Zeiten zementiert scheint.

Übung: Tun statt Sein

Führen Sie Dialoge – auch einfache Alltagsdialoge – ohne jedwede Form des Verbs „sein". Versuchen Sie sich eine Zeit lang dafür zu sensibilisieren, indem Sie konsequent alle Formen des Verbs „sein" vermeiden. Verfassen Sie Briefe oder Protokolle ebenfalls in diesem Stil („E-Prime"). Und suchen Sie sich Dialogpartner, die Sie konsequent ohne „sein" beraten (1. Stufe).

Als 2. Stufe dieses Trainings greifen Sie Äußerungen Ihrer Gesprächspartner, die eine Form von „sein" beinhalten, auf und erfragen den hinter der Seinsform versteckten Gehalt der Aussagen. Sagt beispielsweise Ihr Gesprächspartner: „Ich bin einfach zu blöd", erfragen Sie: „Was genau finden Sie an Ihrem Verhalten blöd?" „Was genau haben Sie getan" „Woraus genau schließen Sie das?"

Subjektive Wirklichkeit. Das Erkennen der genannten grundlegenden Sprach- und Denkmuster kann fast jede Beratung bereichern. Deshalb wenden wir uns, bevor wir in die spezifischeren kognitiven Theorien einsteigen, zunächst den Möglichkeiten und Grenzen semantischer Interventionen zu: Menschen leben in ihrer eigenen subjektiven Realität, je nach genetischer Ausstattung, subjektiver Informationsverarbeitung und als gültig befundenen Wertmaßstäben. Dies kann wie bei den anderen therapeutischen Richtungen als ein spätes Anknüpfen an die philosophischen Positionen Platos und Kants gesehen werden. Nach Plato lebt der Mensch in einem Schattenreich, in dem er nicht die idealen Ur-Dinge, sondern nur ihre Schatten sehen kann. Von Kant wurde das „Ding an sich" als unwahrnehmbar postuliert. Der moderne Konstruktivismus hält jede Wirklichkeit für konstruiert (Watzlawik, 1981). Bei Korzybski (1933) wird das Beispiel angeführt, dass die Wirklichkeitswahrnehmung des Patienten so wenig objektive Wirklichkeit darstelle, wie die Landkarte wirkliche Landschaft sein kann. Durch Wahrnehmungs- und Denkprozesse werden demnach „Landkarten" konstruiert, an denen die Menschen sich orientieren. Diese Landkarten können verworren, unangemessen oder völlig falsch sein.

Wahrnehmung, Erkenntnis, Sprache. Weiterhin wurde die sprachlogische Forschung in der Kognitiven Verhaltenstherapie für Analysen und Aufdeckungen von unbequemen, aber heilsamen Einsichten genutzt. Zu diesen Einflüssen zählt auch Whorf (1972), der die Sprache verschiedener Kulturen miteinander verglich und feststellte, dass eine verschärfte Wahrnehmung mit einem exakteren Begriffssystem einhergeht. So kennen z.B. Eskimos viele völlig unterschiedliche Begriffe für Schnee (Whorf, 1972) und können diese Schneearten auch unterscheiden wie kein anderes Volk. Da liegt die Vermutung nahe, dass Wahrnehmung, Erkenntnis und Sprache auch psychisch zusammenhängen und dass jemand, der bestimmten psychischen Einsichten ausweicht, auch eine verschleiernde Sprache benutzt. Diese Grundeinsicht ist seit den ersten (psychoanalytischen) Therapien bekannt und wurde von nahezu allen Richtungen der Psychotherapie mal mehr, mal weniger offen genutzt. Während in der Psychoanalyse noch spekulative metaphorische Deutungen überwogen (Zimbardo, 1995) und die Verhaltenstherapie die innerpsychischen Vorgänge weitgehend vernachlässigte, begannen die modernen Kognitiven Verhaltenstherapien (namentlich die von Ellis in den 1950er Jahren entworfene „Rationale Therapie") enger am tatsächlichen individuellen Bedeutungskontext des Klienten zu arbeiten. Zugleich wurde der Aspekt der praktischen Umsetzung und Festigung gewonnener Einsichten durch Verhaltenstrainings integriert (Ellis, 1962, 1990, 1993).

Während die Rational-Emotive Verhaltenstherapie (REVT; Ellis, 1993, 1997; Schwartz, 1994, 2001) sowie die anderen kognitiv orientierten Therapien (z.B. Beck u.a., 2001; Hautzinger, 2000; Meichenbaum, 1995; Wilken, 2002) die semantischen Interventionen als einen integralen Teil ihrer Methodik entwickelten, untersuchten Bandler und Grinder (1994) in einer frühen Arbeit isoliert die semantischen Elemente unterschiedlicher Therapieformen.

Auslassungen. Kernstück der linguistischen Untersuchungen Bandlers und Grinders wurden sog. Auslassungen, die kennzeichnend für Verleugnung und Verdrängung und damit an der sprachlichen Oberfläche Hauptmerkmal seelischer Probleme sind. Solche Tilgungen sind verbale Leerstellen, die anzeigen, dass etwas Gesagtes auf Nichtgesagtes hindeutet. In dem Beispiel „Er quälte mich" wird nicht gesagt, was derjenige wirklich tat. Eine Frage zur Aufdeckung der Tilgung wäre: „Was genau hat er getan?" Das Autorenduo hatte vor allem die sprachlichen Interventionen aus gestalt- und systemischer Therapie analysiert und diese in einem „Best-of"-Extrakt herausgefiltert. Dieses Vorgehen schärft einerseits die Wahrnehmung für semantisch fehlgeformte Aussagen, kann aber nur innerhalb eines sinnvollen Rahmenkonzeptes beraterisch und therapeutisch greifen. Semantik ist ein Mittel innerhalb eines psychologischen Dialoges, aber noch kein hinreichendes beraterisches Konzept. Viele haben die Erfahrung machen müssen, dass die Gefahr besteht, sich in Einzelheiten und Nebensächlichkeiten zu verlieren. Wer semantische Interventionen isoliert übt, kann sich auf beraterische Erfahrung, also ein mehr intuitives Konzept, stützen, um die Interventionen angemessen einzusetzen. Dann stellt die verbale Aktion eine Verfeinerung der Beratung dar. In der kognitiven Therapie jedoch werden die semantischen Elemente zur Exploration und präzisen Veränderung dysfunktionaler Selbstverbalisationen eingesetzt (s.u.). Dieses Vorgehen wird also im Rahmen eines empirisch bestätigten Gesamtmodells der Entstehung und Aufrechterhaltung psychischer Probleme eingebettet. Der Übergang von der Semantik zur ganzheitlichen Trias von Denken, Fühlen und Handeln ist dabei fließend.

2.1.3 Semantische Interventionen in der Kognitiven Verhaltenstherapie

In der Dialogtechnik nach Ellis, aber auch bei Lazarus (1978) in der Multimodalen Therapie, bei Beck u.a. (1992) in der Kognitiven Therapie oder bei Meichenbaum (1995) in der Kognitiven Verhaltensmodifikation spielen Selbstverbalisationen und darin enthaltene Sprech- und Denkmuster eine wesentliche Rolle. Für Beratungszwecke ist bei einer Anwendung der kognitiven semantischen Interventionen zu berücksichtigen, dass nur eine oder wenige Sitzungen zur Verfügung stehen. Es fehlt also die Zeit, explizit ein Modell einzuführen. Alle Interventionen im Beratungssetting müssen ad hoc und ohne lange Erklärungen anwendbar sein. Interventionen führen zu Widerwillen beim Klienten, wenn sie zu richtungsspezifisch sind und eine eigene Terminologie voraussetzen oder wenn sie brüskierend erscheinen. Im Folgenden wird aus den kognitiven Ansätzen eine Beratungssemantik entwickelt, die der Begrenztheit und Sensibilität des Beratungssettings gerecht werden kann. Die wesentlichen semantischen Bestandteile der Kognitiven Therapien sind

► Verzerrungen
► Generalisierungen
► Reduzierungen
► unbegründete Attribuierungen
► Auslassungen (Tilgungen)
► Passivphrasen und
► magisches Denken.

Sokratischer Dialog. Die Kognitiven Verhaltenstherapien haben (beeinflusst durch die Semantiker und z.T. unabhängig von ihnen) ein feines Netz entwickelt, solche problemfördernden Sichtweisen und sprachlichen Fixierungen aufzuspüren und sokratisch zu hinterfragen. Der Begriff des sokratischen Dialogs (Ellis & Hoellen, 1997; Stavemann 2002a) spielt in der Kognitiven Verhaltenstherapie (KVT) eine zentrale Rolle. Mit ihm ist ein klientenaktivierender Fragestil der Erkenntnisgewinnung verbunden. Sokrates stellte in seinen Dialogen bisweilen keine Behauptungen auf, sondern erfragte die Erkenntnisse, so dass seine Gesprächspartner aktiv wurden und „von selbst" zur Einsicht gelangten. Behauptungen seiner Gegenspieler ließ Sokrates manchmal einfach unwidersprochen stehen und zeigte interne Widersprüche in ihren Aussagen auf. Wenn z.B. ein „richtiger Mann" keine Angst haben darf, kann im sokratischen Fragestil nachgefragt werden, ob ein Mann Mut besitze. Ja? Wie kann es aber Mut ohne Angst geben? In der KVT bleibt der sokratisch agierende Therapeut ein Fragender, der sich von Wertungen und Behauptungen fern hält und stattdessen seinen Gesprächspartner aktiviert, sich selbst zu erforschen und zu entscheiden, was er für veränderungswürdig und wichtig hält (Ellis & Hoellen, 1997).

Worst-Case und elegante Disputation. Ellis hat ein Dialogmuster unter dem Begriff eleganter Disputationsstil entwickelt. Dabei wird die Aussage eines Klienten nicht angegriffen, sondern übernommen – daran wird die Frage geknüpft: „Angenommen, alles wäre so, wie Sie es sehen, was wäre daran so entsetzlich?" Oft wird die elegante Lösung mit einer anderen Technik kombiniert, die darauf zielt, erst einmal unklare Horrorvisionen zu präzisieren und sich zu überlegen, was der schlimmstmögliche Fall sein könne (Worst-Case-Technik). Daran anknüpfend stellt die elegante Disputation eine Möglichkeit dar, auch den nach Klientenmeinung denkbar schlimmsten Fall ohne langen Disput, ob er nun möglich sei oder nicht, in seiner Schärfe abzumildern. Denn schließlich ist im Leben fast alles erträglich und könnte schlimmer sein. Ellis argumentiert oft: Nichts, was jemand erlebt, ist über 100 % schlimm, und alles, woran man nicht sterbe, setzt er als maximal 99,X % schlimm an. Bei der eleganten Lösung wird dann der schlimmstmögliche Fall als (zumeist unwahrscheinliche) Möglichkeit anerkannt, aber seine Entsetzlichkeit und Aussichtslosigkeit angezweifelt.

Allerdings kann eine Frage auch eine rhetorische Waffe sein, so wurde dem alten Sokrates auch vorgeworfen, die Jugend zu verführen, sie auf subtile Art zu manipulieren. Selbstkritisch sei hinzugefügt: Wenn wir kognitiven Berater und Therapeuten ignorieren, dass auch Fragen schon Aussagen beinhalten, und wir so tun, als ob wir völlig naiv und offen (Columbo-Stil) fragten, könnten wir beim Klienten unglaubwürdig werden und damit den Rapport gefährden. Ellis umgeht diese Situation oft durch humoreske Einwürfe, die deutlich machen, dass seine Frage zwar inhaltlich offen ist, dass sie aber eben doch eine starke Tendenz der Antwort schon vorgibt. Wenn Ellis fragte: „Was befürchten Sie dann?" und der Klient lange überlegte, dann fügte Ellis manchmal hinzu: „Ich weiß schon, was Sie dann denken, aber vielleicht können Sie es selbst herausfinden." Oder er arbeitet mit einem witzigen Gegensatz: „Wenn Sie dann Ihre Angst spüren, befürchten Sie dann, gleich eine Million Dollar geschenkt zu bekommen?" Günstig ist auch die Formulierung: „Wenn Sie sich dann schämen oder Angst vor dem Schämen haben, denken Sie dann: Wie toll bin ich, und wie schön ist das Leben?" Die Klienten antworten logischerweise (!) mit Nein, und dann lässt es sich gut nachfragen: „Okay, das denken Sie also nicht, sondern was?"

2.2 Verzerrungen im Wahrnehmen und Denken

Sprachliche Interventionen. In diesem Abschnitt werden die Grundmuster problemauslösender oder -verstärkender Sprech- und Denkweisen zusammengefasst und mit Beispielen demonstriert. Berücksichtigt werden sowohl die in der Kognitiven Verhaltenstherapie entwickelten Techniken als auch einige unabhängig davon in den 1970er Jahren ausgearbeiteten und heute zum Neurolinguistischen Programmieren (NLP) zählenden Elemente (Winiarski, 1997b). Bandler und Grinder (1994) hatten sprachliche Interventionsmuster verschiedener Therapeuten analysiert, damit den Fokus auf besondere Formen sprachlicher Verzerrungen gelegt und diese verdeutlicht, dabei allerdings die kognitiven Therapien, die bereits mit ähnlichen semantischen Begriffen arbeiteten, nicht berücksichtigt. Auch wer nicht das gesamte Konzept der Kognitiven Verhaltenstherapie anwendet, kann mit diesen sprachlichen Interventionen wichtige Schritte in Richtung einer Problemklärung und -lösung einleiten. Die Betrachtung semantischer Partikel der Therapeuteninterventionen hat den Vorteil, schwerpunktmäßig das Verbalverhalten zu verfeinern und eine größere sprachliche Sensibilität aufbauen zu können. Allerdings geraten solche Interventionsformen ohne ein schlüssiges und empirisch bestätigtes Rahmenkonzept leicht zum Techniksammelsurium. Wer mit dem verbalen Skalpell zu schneiden in der Lage ist, weiß eben noch lange nicht, wo der Schnitt anzusetzen ist und wo besser nicht. Wer ohne ein Rahmenkonzept, mit dem Hauptprobleme und Nebengleise treffend unterschieden werden, Tilgungen, Verzerrungen und Verallgemeinerungen hinterfragt, könnte als Haupteffekt Widerstand auslösen. Günstiger ist, die Semantik als Wahrnehmungsschärfung und Training zu praktizieren, und die erlernten Techniken behutsam und nur dann einzusetzen, wenn dies für das Hauptthema einer Beratung relevant ist.

Es werden also nicht wahllos alle Verschleierungen und Unklarheiten durch semantisches Dauerfeuer hinterfragt. Bei einer Überlastung mit sprachlicher Genauigkeit würde man möglicherweise gar nicht mehr zum Hauptproblem durchdringen. Der Klient fühlt sich dann rhetorisch überstrapaziert und damit auch in seinem Hauptanliegen unverstanden. Vermeidbarer Widerstand und Ermüdung wären die Folge, und unsere scharfe verbale Klinge wäre nicht annähernd so wirkungsvoll wie ein stumpfes Beil, das an der richtigen Stelle angesetzt wird. Mit dieser Mahnung vorweg sollen im Folgenden einige semantische Interventionen aufgezeigt werden, die auch dann nutzbar sind, wenn man das gesamte kognitiv-verhaltenstherapeutische Konzept (noch) nicht praktiziert. Es sind in gewisser Weise Sprachspiele – mit ihnen kann ein Berater auch dann arbeiten, wenn er über andere beratende Hintergründe verfügt. Wie wir später zeigen, ist der Einsatz dieser Methoden im Rahmen der Kognitiven Beratung besonders treffsicher und effektiv.

Generalisierungen

„Ich" statt „man". Wohl alle therapeutischen Systeme arbeiten mit Vorstellungen der Verallgemeinerung oder Generalisierung. Die allseits bekannte „Ich-statt-man"-Regel besagt, dass der Sprechende besser von sich spricht, statt sich auf eine fragwürdige Verallgemeinerung zu berufen, die ihn davon ablenkt, auf seine eigene generalisierende Wahrnehmungsstruktur zu schauen und diese in Frage zu stellen. „Man" ist eine Form der Generalisierung, hinter der sich eine oft falsche Aussage über „alle" verbirgt. Die Umkehrung davon wäre „niemand". Zeitliche Generalisierungen sind „immer" oder „nie", die ebenfalls oft eine unzutreffende Wirklichkeitsverzerrung darstellen. Die kognitiven Therapeuten verwenden in ihrem Repertoire zahlreiche Fragen, mit denen Generalisierungen auszuhebeln sind. Sie setzen zielgerichtet bei den Generalisierungen an, die erfahrungsgemäß zentral bei der Entstehung und Aufrechterhaltung psychischer Probleme sind.

Extrem negative Bewertungen

Ein weiteres Moment in den kognitiven Schulen sind stark negative Bewertungen des Selbst, der Lebensumstände oder der Mitmenschen. Dazu zählen „schlecht!", „peinlich!", „katastrophal!" und „schrecklich!". Der Berater hinterfragt bei solchen Wertungen, ob die Referenzobjekte solcher Wertungen zwingend eine entsprechende Katastrophisierung rechtfertigen. Das kann auf zweierlei Weise geschehen:

(1) Prüfung, ob jemand seine Wertung „schrecklich!", „schlimmer geht's nicht!", „katastrophal!", „nicht auszuhalten!" auf reale Schwierigkeiten oder auf übertriebene Erwartungen und Befürchtungen bezieht („Was genau finden Sie schrecklich?")

(2) Prüfung, ob die Wertung selbst realistisch ist („Wenn alles so wäre, was genau wäre daran für Sie nicht auszuhalten, katastrophal oder schrecklich?"). Bei Ellis wird zu Grunde gelegt, dass nichts zu 100 % schlimm ist, dass alles noch schlimmer sein könnte und alles, woran man nicht stirbt, aushaltbar oder erträglich ist.

Auslassungen (Tilgungen)

Tilgungen sind Auslassungen von Teilen einer Aussage. Sagt z.B. jemand nur „Ich habe Angst", lässt er das Referenzobjekt, auf das sich die Angst bezieht, aus. Gibt er ein Objekt an, wie z.B. „vor Karl-Heinz", beinhaltet seine Aussage immer noch eine Tilgung, nämlich das, was Karl-Heinz macht, vor dem er sich ängstigt. Außerdem ist die Aussage „Ich habe Angst" eine Nominalisierung, da er ein Hauptwort anstelle des Prozesses des Sich-Fürchtens setzt. Durch die Nominalisierung tilgt er den Prozess seines Denkens, das letztlich zur Angst führt. In den kognitiven Therapien ist das Aufspüren solcher Ungenauigkeiten zentraler Bestandteil des therapeutischen Dialoges.

Tilgung des Prozesses. Durch die Nominalisierung bekommt die Angst etwas Unausweichliches, das zwangsläufig da ist. Sie erscheint nicht durch ein konkretes Verhalten und Denken bedingt oder beeinflussbar. Erst wenn der konkrete Prozess, mit dem jemand sich ängstigt, offen gelegt wird, kann hinterfragt werden, ob anstelle der Angst alternative Reaktionen möglich sind. Die Struktur von „Karl-Heinz ängstigt mich" dagegen blendet den Prozess aus und schreibt scheinbar objektiv fest, dass der Klient zwangsläufig Angst haben müsse. Das vom Klienten damit repräsentierte Denkmodell lautet: Karl-Heinz macht mir meine Angst. Indem der Therapeut nun diesen Prozess erfragt, kann der Klient sein Modell „Karl-Heinz = Angst" verändern und überlegen, ob das, was Karl-Heinz macht, tatsächlich notwendigerweise zu Angst führen muss oder ob er auch andere Möglichkeiten hat, dem Verhalten zu begegnen. Die Prozesstilgung und Nominalisierung kann auch als Kausativ interpretiert werden, als eine Form magischen Denkens, in dessen Rahmen eine fremde Person Macht über die eigenen Gefühle hat. Im Rahmen der Kognitiven Verhaltenstherapie wird gerade auf diesen Aspekt ein Schwerpunkt gelegt, da das Aufbauen von Gefühlsreaktionen immer wieder auf subjektive Gedankenprozesse zurückgeführt wird. Nicht die Situation oder Person ist in diesem Denkmodell kausale Ursache von unserem Gefühl, sondern unsere Wahrnehmung und unser Denken. Da semantische Strukturen auch Ausdruck von Wahrnehmungs- und Denkstrukturen sind, ist an diesem Punkt eine Schnittstelle zwischen den rein sprachlichen Analysen und dem kognitiven Modell sichtbar.

Unschärfe. Eine häufige Form der Tilgung besteht im Auslassen von Bezugspersonen durch unscharfe Substantive. Ein Klient sagt z.B.: „Ich fürchte mich vor Leuten." Das Substantiv „Leute" ist unscharf und deutet auf eine wesentliche Tilgung hin, nämlich auf den genauen Bezugsindex: „Welche Leute?" „Vor wem genau?" Der Klient kann dann allerdings immer noch mit Wörtern ohne genauen Bezugsindex antworten: „Vor allen möglichen Leuten." „Vor allen, von denen ich dachte, sie mögen mich." Der Berater kann nachfragen („Wer genau?"), bis er eine eindeutige Aussage erhält (z.B. „Ich fürchte mich vor Karl-Heinz."). Auch die Prozesstilgung, also das Auslassen des Vorgangs, der befürchtet wird, sowie das Auslassen der Gedanken, die diesen Vorgang als schrecklich bewerten, kann erfragt werden („Sie fürchten Karl-Heinz, weil er was tun könnte?").

Das Herausarbeiten solcher Prozessworte kann im positiven Fall eine Konkretisierung von Zielen bedeuten. Statt: „Ich möchte Geigenvirtuose sein", kann der Prozess zum Ausdruck gebracht werden: „Ich möchte Geige spielen lernen." Das Könnerziel wird damit zum Lernerziel und somit realistischer.

Komparative. Eine andere für Beratungen wichtige Tilgungsform ist der Komparativ ohne Bezugsgröße. Wo immer ein Vergleich (z.B. „besser", „schlechter") oder auch eine Limitierung („zu wenig", „zu viel") verwendet wird, muss eine Bezugsgröße existieren. Wird dieser Vergleichspunkt (Bezugsindex) nicht benannt, handelt es sich um eine Auslassung, die verschleiernd und oft pauschal verurteilend wirkt. Diese Verurteilung ist nicht hinterfragbar, solange der Bezugsindex nicht erkannt ist. Beispiel: „Ich bin zu schwach." Wesentliche Frage wäre hier: „Zu schwach für was/wozu?"

Subjekttilgung. Eine noch weiter gehende Auslassung in der genannten Aussage ist das fehlende Subjekt (Subjekttilgung). Es ist mit der Frage „Wer meint das?" erfragbar.

Anti-Tilgungsfragen
- ▶ Fehlende Subjekte (z.B. „Manche"): „Wer genau?"
- ▶ Fehlende Prozesse (z.B. „Er bedroht mich"): „Wodurch genau?" „Indem er was macht?"
- ▶ Fehlender Tätigkeitsbezug (z.B. „Ich verhalte mich blöd"): „Indem Sie was denken/machen?"
- ▶ Unvollständiger Komparativ (z.B. „schwächer"): „Als wer?"
- ▶ Limitierung (z.B. „zu unbegabt"): „Für was?"
- ▶ Kausative (z.B. „Ich muss resignieren"): „Weil?" „Was genau hindert Sie daran, anders zu reagieren?" „Wenn Sie sich anders verhielten, würde was genau passieren?"
- ▶ Magisches Denken (z.B. „Die anderen verursachen mein Leid"): „Wodurch entstehen diese Gefühle?" „Wie kann jemand Ihre Gefühle bestimmen?" „Verursachen Sie bei mir einmal ein Gefühl!" „Sie meinen, jeder reagiert zwangsläufig genauso?"

Implizite Unterstellungen

Hier handelt es sich um Vorannahmen, mit denen wir etwas beiläufig unterstellen. Ein Beispiel: „Den dauernden Zuspruch, den du erntest, erreiche ich nie." Darin wird unterstellt, der andere bekomme dauernd Zuspruch. Erst durch Offenlegung dieser Vorannahme kann das Unterstellte hinterfragt werden: „Stimmt meine Vermutung, dass er immer Zuspruch erhält?" Ein weiteres Beispiel: „Ich weiß, dass mein Mann mich nicht liebt." Hierin wird unterstellt, der Mann liebe die Klientin nicht. Dabei wird die mögliche Unterstellung als sicheres Wissen ausgegeben. Der subjektive und möglicherweise selektive Wahrnehmungsprozess wird ausgeblen-

det. Er kann wieder bewusst gemacht und überprüft werden durch eine Frage
wie: „Woran erkennen Sie, dass …" „Was genau haben Sie beobachtet, sodass Sie
meinen …"

Nominalisierungen

Wenn Menschen einen Prozess, den sie selbst aufrechterhalten, zu einem unbeeinflussbaren Ereignis erklären, indem sie das Prozesswort zu einem Nomen,
das Tätigkeitswort also zum Hauptwort machen, schreiben sie ihr Tun unausweichlich fest. Bandler und Grinder formulieren: „Diese Form, ihre Erfahrung
darzustellen, wirkt verarmend in dem Sinn, dass Klienten die Kontrolle über
fortlaufende Prozesse verlieren, wenn sie sie als Ereignisse repräsentieren"
(Bandler & Grinder, 1994, S. 67). Solche Nominalisierungen kann der Therapeut
in der Oberflächenstruktur der Klientenaussagen aufspüren: „Überprüfen Sie
jedes Nicht-Verb im Satz, und fragen Sie sich, ob Sie an ein Verb oder Adjektiv
denken können, welches in Aussehen/Klang und Bedeutung eine große Ähn-
lichkeit dazu hat" (ebd., S. 68). Damit kann dem Klienten eine Alternative zu
seinem Modell des Unausweichbaren eröffnet werden. Sagt der Klient: „Ich
bedaure meine Entscheidung", so findet der Therapeut bei seiner Analyse des
Nicht-Verbs „Entscheidung" das Verb „entscheiden", das kein abgeschlossenes
Ereignis, sondern ein Prozess ist, denn der Klient kann sich neu entscheiden.
Zugang zu diesem möglichen Prozess erhält er durch die entsprechende Frage:
„Was hindert Sie daran, Ihre Entscheidung zu überdenken?" „Sie haben Ihre
Entscheidung gefällt, und Sie können sich nichts vorstellen, was Ihre Entschei-
dung ändern würde?"

Absolutismen

Muss, soll, darf nicht, kann nicht. Einen zentralen Bestandteil semantischer
Interventionen macht das Aufspüren absoluter Forderungen und ihrer Begrün-
dungen aus. Dazu zählen Muss-Sätze, Soll-Sätze und in der Negativform Darf-
nicht- oder Kann-nicht-sein-Sätze. Bei Ellis werden sie „Mussturbationen" genannt und gelten in seinem Modell nahezu als kognitiver Urgrund aller Probleme.
Dabei sind die Begründungen, wozu oder weshalb etwas zu tun sei, getilgt.
Erkennbar sind diese semantischen Aspekte leicht, wenn in ihnen eine deutliche
Forderung oder ein deutliches Verbot enthalten ist. Schwieriger ist es, solche
„Demands" zu erkennen, wenn sie durch Formulierungen verschleiert sind wie
„unmöglich" oder „unglaublich". Ähnliche Formulierungen sind: „Es ist notwendig, dass", „man sollte", „man muss", „man darf nicht" usw. Die klärende Frage
hierzu ist: „Was würde sonst passieren?" Damit kann der Klient wiederum Kontakt zu seinen Erfahrungen herstellen und sie damit auch bearbeiten. Mit den
Musssätzen schreibt der Klient scheinbar unausweichliche Regeln fest, ohne noch
zu erkennen, wie er darauf kommt, welche Erfahrungen oder Interpretationen ihn
zu der generellen Aussage „Ich muss" oder sogar „Man muss" (da fehlt zusätzlich
der Bezugsindex) gebracht haben. Solange diese verborgen bleiben, kann der

Klient an seinen Muss-Gedanken nur noch glauben. Er kann ihn nicht hinterfragen, solange die von ihm befürchteten Konsequenzen, die seiner Meinung nach bei Nichtbefolgung eintreten würden, nicht ausgesprochen sind.

Anti-Absolutismusfragen

- ▶ „Sie müssen/sollen xyz machen, sonst …?"
- ▶ „… weil?"
- ▶ „Wer legt das fest?"
- ▶ „Sagt wer?"
- ▶ „Wo im Universum haben Sie das Schild entdeckt, auf dem steht 'Man muss das'?"

2.3   Zäsuren – empathisch gesetzte Unterbrechungen

Um helfen zu können, muss ein Berater irgendwann den Klienten unterbrechen, sofern er einen Einblick in seine Probleme vermittelt hat und nun eine Sitzungsstruktur aufgebaut werden soll. Am Beispiel der sprachlichen Interventionen zeigt sich diese Aufgabe bereits deutlich, denn was nützen alle aufmerksam wahrgenommenen semantischen Unvollständigkeiten, wenn der Berater nicht interveniert und darauf aufbauend den Klienten unterbricht, um ihn (wohl wollend einfühlsam) auf die Lücken hinzuweisen?

Interventionen in der Kognitiven Verhaltenstherapie (KVT). In einigen Beratungsschulen gilt es als unschicklich, den Klienten zu unterbrechen. Manche sehen darin einen Widerspruch zur Empathie. Durch gekonnte Unterbrechung lernt der Klient jedoch, seine Monologe zu steuern und seine Kommunikationsprobleme zu überwinden. Einen in seiner Problemhaltung vor sich hin monologisierenden Klienten nicht zu unterbrechen, ist eine Unterlassung und verpasste Chance. Kognitive Berater und Therapeuten sind interventionsfreudig und agil. Sie verstärken nicht die Problemhaltung des Klienten durch Schweigen oder „Mmmhs". Sie bauen nach einem gelungenen Rapport eine verständnisvolle Arbeitsbeziehung auf, in der – mit dem Einverständnis des Klienten – auch einmal hartnäckig unterbrochen wird. Oft erhält der Berater die Rückmeldung, dass die Klienten die manchmal unbequeme Zielgerichtetheit und das aktive Intervenieren als hilfreich empfinden und darin eine Hilfestellung sehen, während ihr voriger Berater während ganzen Sitzungen gar nichts sagte oder nur ein gelegentliches „Mmh, ja" eingestreut habe. Anfänger fürchten oft, die Klienten könnten starke Interventionen unmöglich finden; die Klienten hingegen wissen zumeist auch unbequeme Geradlinigkeit gegenüber einer passiven Beratung zu schätzen – allerdings nur dann, wenn tatsächlich ein roter Faden und eine tragfähige Lösungsstrategie für sie erkennbar ist und der Berater nicht unangemessen emotional reagiert. Umso wichtiger ist das Brückenbauen und immer wieder verständnisvolle Annehmen des Klienten, vor allem wenn sein Verhaltensmuster nach hinreichender Aufwärmphase durchbrochen wird.

Einstiegssignale. Günstig ist, sich eine Phrase sowie eine Haltung anzugewöhnen, mit denen dem Klienten körpersprachlich signalisiert wird, dass der Berater eingreifen möchte. Das Spektrum reicht vom Modulieren der Stimme bis zu Gesten oder Bewegungen. Um weder ungehört zu bleiben noch übers Ziel hinauszuschießen, braucht es Übung. Manche scheuen das Training, weil es um so scheinbar einfache Dinge geht. Physiologisch untermauerte Signale sind dann hilfreich, wenn Klienten eher der Einwegkommunikation nachgehen und keine Zäsur finden. Solche Akzentuierungen sind nicht erforderlich, wenn der Klient interaktionsgewohnt kommuniziert und verbale Unterbrechungen annimmt und nutzt bzw. selbst einhält oder eine Frage stellt. Klienten, die es nicht anders gelernt haben, können aber eine ganze Stunde lang sprechen. Manche Berater resignieren dann, weil sie keine Abhilfe trainiert haben oder irrational glauben, sie dürften nicht intervenieren. Manchen hilft der Gedanke, dass der Klient durch unterlassene Hilfe mit genau diesem Kommunikationsproblem allein gelassen wird. Der Berater kann die Klaviatur der abgestuften Unterbrechung üben und Zeichen trainieren, die er selbst als stimmig erlebt.

Verbale Stoppsignale, um einen Einstieg zu finden

▶ „Ich unterbreche Sie ungern, aber um Ihnen zu helfen, möchte ich Sie gern auf etwas hinweisen. Sie sagten eben ... (jetzt ins Problem einsteigen!), und ich habe mich gefragt (jetzt das Gesagte hinterfragen) ...“

▶ „Darf ich Sie einmal unterbrechen ...“

▶ „Ich kann gut verstehen, wie es Ihnen damit geht. Lassen Sie uns das einmal genauer anschauen ...“

Nonverbale Stoppsignale

▶ Anheben der Stimme
▶ deutliches Artikulieren des Klientennamens („Herr Mül-ler ...“)
▶ deutlich betonter Einwurf „Okay!“
▶ leichtes bis deutlicheres Heben einer Hand
▶ Aufstehen und zur Tafel gehen
▶ einfaches oder wiederholtes „Stopp!“ einwerfen und durch Lautstärke und Gestik unterstreichen
▶ beständige Wiederholung („Herr X, Herr X, Herr X ...!“)
▶ mit Kuli oder Hand ein mit dem Klienten vereinbartes Zeichen geben.

Wenn der Klient dennoch nicht bereit ist, in eine ausgewogene Zweiwegkommunikation einzutreten, kann der Berater „eine Störung anmelden“, indem er seine Beobachtungen einfühlsam und nicht wertend ausspricht. Eine Erörterung, warum es notwendig ist zu interagieren und den eigenen Gedanken zu unterbrechen, kann zusätzlich erfolgen. Der Klient soll bei einem Rapport nicht den Eindruck bekommen, wegen seines Kommunikationsverhaltens getadelt zu werden. Ziel ist, transparent zu machen, dass das Intervenieren bei der Beratung notwendig ist und dass Einwegkommunikation häufig auch genau mit den zu besprechenden Problemen zu tun hat.

Wenn der Berater verärgert reagiert, bearbeitet er besser nach der Sitzung seine Gefühle nach. Denn der Klient darf sein, wie er will – auch wenn es für ihn selbst nicht förderlich ist. Ihr Klient erscheint nicht bei Ihnen, damit Sie sich ärgern, sondern weil er Probleme hat. Kommunikationsprobleme gehören in vielen Fällen dazu. Begegnen Sie ihnen angemessen durch eine wohlmeinende, aber beharrliche Lehrer- und Trainerposition. Vielleicht wird an dieser Stelle noch einmal deutlich, wie sinnvoll die Basisvariable der Beharrlichkeit ist und wie schwierig sie manchmal mit den Empathievariablen vereinbar ist. Und doch braucht es beides für eine gelungene Beratung: einerseits Einfühlung und Zugewandtheit und andererseits Abgrenzung und (manchmal hartnäckiges) Aufbauen neuer Strukturen.

Übung: Bremsklötze werfen
Wählen Sie unter Ihren Klienten einen „Übungspartner" – einen, der vor sich hin redet oder bei dem Sie häufig kein Land sehen. Nehmen Sie sich vor, in der folgenden Sitzung mit ihm den Grat zwischen Empathie und Unterbrechen zu üben. Bereiten Sie sich zunächst allein vor, indem Sie Ihre Stoppsignale sorgsam auswählen und diese so lange üben, bis Sie den Eindruck haben, sie ohne unangemessene Emotionen vorzubringen. Mit einer Bandaufnahme können Sie das Lernerlebnis intensivieren. Als Nächstes setzen Sie das in der Sitzung um.

Wenn Sie bisher mit einem Stopp so lange gewartet haben, bis Sie schon verärgert waren, wird es nicht leicht sein, harte Formulierungen weich zu präsentieren. Berücksichtigen Sie dabei auch die kognitive Weisheit, nach der Ärger ein kompensatorisches Gefühl ist, das z.B. nach einer Angst spürbar wird. Die Angst, jemanden zu unterbrechen, etwas zu tun, was ihm nicht gefällt, kann z.B. die Angst davor sein, kritisiert zu werden, sich unbeliebt zu machen und sich dafür abzuwerten. Der Ärger auf eine andere Person beseitigt all diese Ängste mit einem Schlag. Das ist ein Symptomgewinn, der als positive Konsequenz eine Linderung der Angst bewirkt, als negative Konsequenz aber eine Aufrechterhaltung dieser Angstreaktion. Denn nur, wenn sich jemand mit seiner Angst auseinander setzt, sie abzubauen oder zu stoppen lernt, kann er langfristig gelassener reagieren. Die Flucht in den Ärger hingegen trägt oft dazu bei, immer wieder mit diesem Kompensationsmechanismus zu reagieren.

> **Übung: Kompensationsstopp**
>
> Stellen Sie sich vor, Sie machen sich unbeliebt, indem Sie jemanden unterbrechen. Gehen Sie in sich: Was verbinden Sie damit? Was läuft in Ihnen ab? Springen Sie von Befürchtungen zu Ärgergedanken? Unterbrechen Sie das! Bearbeiten Sie stattdessen Ihre Befürchtungen. Trainieren Sie dann wieder im Rollenspiel mit einem Kollegen oder in der Beratung mit jemandem, auf dessen Verhalten Sie bisher verärgert reagiert haben.
>
> Eine alte Weisheit der Kognitiven Verhaltenstherapie sagt, dass man neues Denken am besten parallel mit neuem Verhalten trainiert.

2.4 Veränderungsorientierte Sprache zwischen Empathie und Konfrontation

Die hier dargestellten semantischen Interventionen stellen scharfe Klingen dar, die entsprechend behutsam anzusetzen sind. Es ist ein sehr häufiger Anfängerfehler, mit diesem verbalen Rasiermesser auf den Klienten loszustürmen und alles anzugreifen, was der (arme) Klient sagt. Solche abrupt kreuz und quer angesetzten Schnitte können rasch den Rapport gefährden. Gerade in der Beratung, in der der Klient nur wenig Zeit hat, sich auf den professionellen Helfer einzustellen, erlebt man manchmal allzu brüske Interventionen, die bewirken, dass der Klient sich überkontrolliert und seine Probleme nicht mehr schildert. Günstig ist, sich Folgendes vor Augen zu halten:

▶ Der Klient ist eine beraterisch wohlgeformte und auf Veränderung hin orientierte Sprache nicht gewohnt. Weniger ist dann mehr. Bekommt der Klient nämlich gleich in den ersten fünf Minuten einen Kulturschock, wird er sich abwenden oder innerlich die Beziehung aufkündigen.

▶ Der Klient spricht vielleicht zum ersten Mal über etwas, das ihm peinlich ist. Er ist möglicherweise emotional stark betroffen und hat ohnehin Schwierigkeiten, seine Gedanken und Gefühle zu sortieren. Wenn jetzt zu konfrontativ und für den Betroffenen intransparente Interventionen folgen, wird er sich unverstanden sehen.

▶ Der trainierte Berater sieht erheblich mehr an Sprache und Gesamtausdruck des Klienten, als er sinnvollerweise rückmelden kann. Wenn mehr zurückgemeldet wird, als in der Stunde bearbeitet oder vom Klienten aufgenommen werden kann, wurde über das Ziel hinaus geschossen. Die Stunde wird dann nicht als hilfreich, sondern als zusätzliche Belastung erlebt.

Abhilfen. Vor allem bei den ersten geschärften verbalen Interventionen kann eine bessere Compliance erzielt werden, wenn der Berater seine Fragen und Anmerkungen seinem Gegenüber durchsichtig macht. Da das Hinterfragen einer verschleiernden und generalisierenden Sprache oft mit dem Unterbrechen des Redeflusses des Klienten eingeleitet werden, sollte schon das Unterbrechen an sich verständlich präsentiert werden.

Anwendungsbeispiel. Der Klient berichtet aus seinem Leben und beklagt: „Ich weiß gar nicht mehr, was ich machen soll. Man kann doch nicht einfach meine Sachen immer ignorieren und mich wie den letzten Dreck behandeln. Aber sagen kann ich das auch nicht, man muss doch Rücksicht nehmen!" Allein diese kurze Sequenz weckt beim trainierten Berater u.a. folgende Fragen:

▶ „Wie können Sie zu einer Entscheidung finden, was Sie tun möchten?"
▶ „Wer genau ignoriert was und wann?"
▶ „Wer ist man?"
▶ „Wie kommen Sie darauf, dass Sie Rücksicht nehmen müssen?"
▶ „Welchen Preis zahlen Sie dafür?"
▶ „Aus welchem Grund darf jemand Ihre Interessen nicht ignorieren?"
▶ „Was können Sie tun, um Ihre Interessen zu vertreten?"
▶ „Was genau hat Sie bisher daran gehindert?"

In nur wenigen Sätzen liegen zwischen den Zeilen Grundannahmen des Klienten verborgen, die wahrscheinlich das Problem, um das es dem Klienten geht, erzeugen und aufrechterhalten. Nur: Eine haltlose Konfrontation mit all den unterschiedlichen Aspekten würde Verwirrung stiften und den Klienten nicht eben abholen. Daher sind semantisch wohlgeformte Fragen nicht immer beraterisch wohlgeformt! Dieser Unterschied wird in der Literatur häufig übersehen. Hilfreich ist eine Herangehensweise, die den unvorbereiteten und emotional beanspruchten Klienten sanft bremst und behutsam zu einem ersten neuen Ausblick geleitet. Dazu muss ein Hauptaspekt herausgefiltert und eine Überleitung gefunden werden. Dem Klienten soll möglichst transparent gemacht werden, warum der Berater unterbricht und welches Ziel er an diesem Punkt verfolgt.

An erster Stelle steht dabei wieder das Bauen einer Brücke, die möglichst einladend gestaltet werden soll: „Ich würde Ihnen sehr gerne helfen. Dazu muss ich Sie leider einmal unterbrechen. Sind Sie damit einverstanden, oder bin ich Ihnen zu rasant? Okay, habe ich Sie recht verstanden, dass Sie sich häufig schlecht behandelt sehen und das unmöglich finden? Sind Sie einverstanden, dass wir einmal zusammen schauen, was für Situationen das sind? Und angenommen, Sie könnten daran nichts ändern, wären Sie bereit, einmal mit mir gemeinsam zu gucken, wie Sie damit anders umgehen lernen können?" (Diese Fragen sind freilich nicht alle hintereinander zu stellen, sondern je nach Klientenreaktion anzupassen.)

Übung: Erfragen von Unklarheiten

Formulieren Sie Fragen, um alle unvollständigen Aussagen zu ergänzen und alle Nominalisierungen und Generalisierungen aufzuheben. Beachten Sie dabei einmal alle semantisch unvollständigen Begriffe wie fehlende Bezugsindices, verschleierte oder ausgelassene Prozesse, Passivphrasen, Spekulationen und Vorannahmen, Ursache-Wirkungszusammenhänge, moralische Setzungen und Forderungssätze, Verallgemeinerungen und selektive Wahrnehmungen sowie indirekte Aussagen. Sie können als erste Übung und Orientierung die folgende Liste nutzen.

Aussagen	Beratungsfragen: Erfragen von Unklarheiten
Manchmal weiß ich gar nicht, wer ich bin.	
Ich finde, meine Freundin sollte das lassen!	
Ich hab das Gefühl, den Boden unter den Füßen zu verlieren.	
Er ist genauso oberflächlich wie alle.	
Er hat mich unter Druck gesetzt.	
Mir misslingt alles.	
Das halte ich nicht aus!	
Das wurmt mich ungemein!	
Mein Freund/Vater/Chef macht mir Angst.	
Ist das eigentlich normal, wie ich mich fühle/verhalte?	
Ich weiß, was ich tun muss, aber ich kann mich nicht überwinden.	
Wie lange soll ich denn noch warten?	
Das hab ich alles schon versucht.	
Man kann doch jemanden nicht so vor den Kopf stoßen!	
Keiner versteht mich.	
Ich bin zu alt/dick/dünn.	
Keiner mag mich.	
Allein kann ich nicht leben.	
Ich kann gar keine Nähe zulassen!	

Aussagen	Beratungsfragen: Erfragen von Unklarheiten
Man kann niemandem vertrauen.	
Das ist alles aussichtslos.	
Das macht mich völlig fertig!	
Das kann er doch nicht machen!	
Wie kann die das sagen?	
Ich werde nur ausgenutzt.	
Was bildet der sich ein?	
Das ist zu einfach.	
Was würden Sie an meiner Stelle tun?	

3 Kognitive Verhaltenstherapie in Beratung und Kurztherapie

3.1 Einführung in die Kognitive Verhaltenstherapie (KVT)

3.1.1 Das ABC-Modell

Dieses Buch kann nur einen kurzen Abriss der Kognitiven Verhaltenstherapie (KVT) vermitteln. Er mag zur Einführung oder Wiederholung nützlich sein. Die Fallbeispiele und technischen Erläuterungen in den folgenden Kapiteln helfen, die KVT auch in ihrer Anwendung kennen zu lernen. Jedoch ist die Darstellung an dieser Stelle auf Beratung und Kurztherapie begrenzt (detaillierte Darstellungen unterschiedlicher Richtungen der KVT finden sich z.B. bei Ellis, 1990; D. Schwartz, 1994, 2001; Meichenbaum, 1995; Beck et al., 2001; Walen et al., 1982; Wilken, 2002; Stavemann, 2003).

Situation und Reaktion entkoppeln. Kurz umrissen basiert die KVT auf einer Entkopplung von Reaktion und Situation. Präsentiert wird im Folgenden die Variante von Ellis (1958a), der bereits in den 1950er Jahren die erste Arbeit dazu vorlegte und dessen Rational-Emotive-Verhaltenstherapie (REVT) einflussreich bei allen anderen kognitiven Therapieschulen war. Jemand reagiert demnach in einer Situation A mit den Verhaltens- und Gefühlskonsequenzen C, weil er der Situation eine bestimmte Bedeutung B zuschreibt. Er reagiert nicht, weil die Situation z.B. Angst oder niedergeschlagen macht, sondern er reagiert, weil er bewusst oder nicht bewusst die Situation auf eine bestimmte Weise wahrnimmt, interpretiert und bewertet. Ellis beruft sich dabei u.a. auf den Philosophen Epiktet (ca. 50–120 n. Chr.), der postulierte: „Nicht die Dinge beunruhigen die Menschen, sondern ihre Meinungen über die Dinge" (Epiktet, 1995, S. 11).

Das ABC-Modell von Ellis

▶ **A** (activating event): eine möglichst objektive Beschreibung der Situation (hierzu zählen Ereignisse, Zitate von anderen oder einem selbst, Gefühle, die Anlass für weitere Reaktionen sind, oder Gedanken, auf die reagiert wird)

▶ **B** (beliefs): Gedanken zu „A", inklusive aller Bewertungen von A und der Selbstsicht oder Selbstbewertung

▶ **C** (consequences): Gefühle, Verhaltensweisen und Körperreaktionen zu „A"

▶ **D** (dispute): Diskussion, Infragestellung, Widerlegung der problematischen Bestandteile von „B" (Gedanken, Wahrnehmungsverzerrungen, realitätsferne Interpretationen, Bewertungen) und Aufbau einer neuen Sichtweise und konstruktiven Bewältigungsstrategie

▶ **E** (effect): neue angemessene Gefühls- und Verhaltenskonsequenzen

---

Die Arbeit mit dem kognitiven Modell setzt voraus, dass der Berater in der Lage ist, die ABCD-Elemente sicher zu erkennen und sie (auswendig) zu erfragen. In der Beratung wird das Modell – anders als in der Therapie – nur implizit angewendet, da eine Erklärung und Einführung des Modells aufgrund der kurzen Kontakte nicht möglich ist. Gerade die implizite Anwendung erfordert viel Übung, da der Berater eine Struktur vorgibt, die er in der Beratung nicht oder nur ansatzweise erörtern kann. Da die Beratersprache im Rahmen eines niedrigschwelligen Angebotes ihre Natürlichkeit behalten und möglichst wenig therapeutisch klingen soll, spricht der Berater beim A nur von Situation oder Anlass, beim C von Fühlen und Verhalten sowie beim B von Betrachtungsweisen, Sicht, Wahrnehmung, Erfahrung, Vermutung usw. Er vermeidet technische Ausdrücke und Schematisierungen, um dem Klienten nicht zu vermitteln, in einer Therapie zu sein. Dafür liegt ja kein Einverständnis vor, und der Klient, der sich nie damit auseinander gesetzt hat, schämt sich vielleicht dafür, ohne dies bearbeiten zu können.

Auflösung der A-C-Beziehung. Zentraler Punkt dieses kognitiven Modells ist die Auflösung von A-C-Beziehungen: Wo immer eine Gefühls- oder Verhaltensreaktion als direkte und zwangsweise Folge einer Situation A dargestellt wird („Das macht mich wütend", „Er macht mir Angst", „Das macht mich fertig"), wird mit dem ABC-Modell gezeigt, dass weder Gefühle noch Verhaltensweisen direkt aus A folgen. Der bei solchem A-C-Denken ignorierte subjektive Anteil an der Reaktion C – sei es als Ursache oder Beeinflussungsfaktor – wird wiedererobert und ins Bewusstsein geführt. Das B erscheint als die vermittelnde Variable zwischen A und C. Eine Gefühlsreaktion kann nur über diese Mittlervariable beeinflusst werden. Gefühle können nicht ohne gedankliche Veränderung umgestaltet werden – es sei denn, man greift körperlich durch Hirnchirurgie oder Psychopharmaka ein.

Kognitive Umstrukturierung. Der Therapeut sucht daher stets die erlernten Sichtweisen, Überzeugungen und Bedeutungsgebungen, die eine Gefühlsreaktion mit hoher Wahrscheinlichkeit bedingen oder mitbedingen. Er legt damit den subjektiven Anteil offen und schafft Veränderungsressourcen bzw. legt den Veränderungsspielraum offen, da die subjektiven Betrachtungsweisen beeinflussbar sind. Dieses Veränderungspotential steht im Gegensatz zu Gefühlsreaktionen, die unausweichliche Folge eines bestimmten Ereignisses wären, wie es in den A-C-Beziehungen nahe gelegt wird. Denn wenn Ereignis A z.B. wütend machte, könnte allenfalls das Ereignis gemieden werden, um die Wut zu vermeiden. Ereignisse sind aber oft nicht vermeidbar, folglich müssen subjektive Entstehungsbedingungen (oder zumindest Beeinflussungsfaktoren) herausgearbeitet werden, um die belastende Gefühlsreaktion abzubauen. Eine Veränderung der Kognitionen (Betrachtungsweisen, Bewertungen, Bedeutungsgebungen, Befürchtungen) erfolgt durch eine kognitive Umstrukturierung, dem Widerlegen der alten Bs und/oder dem Aufbau von neuen.

Zum Praktizieren und Einüben des ABC-Modells ist folgendes Modell zur Selbstanalyse von Emotionen (SAE) von Nutzen (s.u.). Es wird in der Therapie zur Aktivierung des Patienten und nach einer ausführlichen Einführung – oft als

Hausaufgabe – angewendet. In der Beratung hingegen sollte mit möglichst wenig offen sichtbaren Formalitäten gearbeitet werden.

Selbstanalyse von Emotionen (SAE)

▶ **A** (Anlass): Was ist geschehen? Was hat wer gesagt? Präzise und objektive Beschreibung (Einnehmen eines Kamerastandpunktes).

▶ **B** (Bedeutung): Wie sehe ich A? Welche Bedeutung hat A für mich, mein Leben, meine Zukunft? Was befürchte ich? Welche Konsequenzen hat A? Wie bewerte ich mich selbst? Wie schwerwiegend empfinde ich das?

▶ **C** (Konsequenzen): Wie fühle ich mich? Welche Körperreaktionen spüre ich? Wie verhalte ich mich?

▶ **D** (Diskussion): Überprüfung, ob meine Wahrnehmung zutreffend ist, ob meine Schlussfolgerungen zielführend sind – anhand folgender Kriterien: Übertreibe oder verallgemeinere ich irgendetwas? Würde das jeder so sehen? Kann ich B beweisen? Hilft mir mein Denken, oder verschlimmert es meine Lage? Welche anderen Möglichkeiten gibt es? Was wäre so entsetzlich? Weiß ich mit absoluter Sicherheit, dass alles so ist/geschehen wird? Wie könnte das jemand sehen, der mit einer ähnlichen Lage besser zurecht kommt? Was kann ich tun? Welche neuen Sichtweisen und Bewertungen von A folgen aus meinen Überlegungen? (Erstellen Sie auch eine Zusammenfassung.)

▶ **E** (Ergebnis): Mit welchem Gefühl möchte ich künftig in einer Situation wie A reagieren? Was genau möchte ich künftig in solchen Situationen tun? (Beschreiben Sie ein konkretes Verhalten.)

▶ **F** (Folgen): Was will ich lernen und üben? Wo und wann genau beginne ich? Was ist der erste Schritt, den ich noch heute machen kann? Welche Folgen werden meine Veränderungen aus E haben, und wie werde ich damit umgehen? Woran erkenne ich, dass ich mein Ziel erreicht habe? Bin ich bereit, das in Kauf zu nehmen? Was muss ich sonst noch bearbeiten, um mich insgesamt besser zu fühlen? Womit beginne ich? Was mache ich jetzt sofort/noch heute? Mit welchen Ausreden hindere ich mich an meiner Weiterentwicklung?

Das hier ausführlich dargelegte Modell wird in der Beratung nur implizit angewendet. Der Berater sortiert mit ihm die einzelnen Aspekte, schält ein wesentliches Problem heraus und versichert sich, ob er den Klienten richtig verstanden hat. Die Anwendung des Modells in expliziter Weise ist nur für therapeutische Settings geeignet, in denen genug Zeit und Motivation vorhanden ist, dem Klienten das Modell zur Selbstanwendung beizubringen. Auch in der Kurztherapie wird das Modell oft nur implizit eingesetzt, um schnell an entscheidenden Weichenstellungen intervenieren zu können. Die ABC-Methode fungiert als ein heuristisches Modell, aus dem Beratungsstrategien, Problemlösungen und Übungen ableitbar sind. Die implizite Anwendung dieses Modells verlangt dem Berater eine große Sicherheit im Umgang mit den einzelnen ABC-Elementen sowie eine rasche Orientierung und Sortierarbeit ab.

Weiterentwicklung und integrative Konzepte. Vor allem in neueren Veröffentlichungen distanzieren sich die Autoren von einem monokausalen Ursache-Wirkung-Zusammenhang zwischen Kognition und Emotion. Demnach existieren Wechselwirkungen zwischen den einzelnen Elementen des ABC-Modells. Aber immer sind auch die Gedanken unter B für die Veränderungsarbeit ausschlaggebend. Auch die Einbeziehung des operanten und respondenten Konditionierens (Übersicht s. Zimbardo, 1995, S. 266ff.; Skinner, 1953, 1978; Watson, 2000), des Modelllernens (Bandura, 1979), des Wiederholungslernens (Zimbardo, 1995, S. 321f.) und des Learning-by-doing ist Standard in der Kognitiven Verhaltenstherapie. Die Umstrukturierung erfolgt also unter Berücksichtigung des Handelns und seiner positiven und negativen Konsequenzen. Gedankliche Veränderungen werden in die Erfahrung des neustrukturierten Verhaltens und dem daraus folgenden Erleben „neuer Realitäten" eingebettet. Auch in dem revidierten Modell der Rational-Emotiven-Verhaltenstherapie von Ellis werden Wechselwirkungen und Übergänge zwischen den ABC-Komponenten berücksichtigt und in die Veränderungsarbeit deutlicher als in seinem Frühwerk einbezogen (Ellis, 1994, 1996; Muran, 1991).

In die KVT flossen in den letzten Jahren weitere Elemente ein, sodass ihr integrativer Charakter immer weiter entfaltet wurde. Dazu zählen die Narration, die biographische Arbeit und die Beziehungsarbeit zur Analyse des Interaktionsverhaltens sowie als Lernmodell zum Training effektiverer Kommunikationsstrukturen (Übersicht Scholz, 2001, 2002). Auch Elemente aus der Körperarbeit wurden hinzugenommen und mit kognitiven Elementen verbunden (z.B. Scholz, 1999; Winiarski, 2002b).

3.1.2 Disputation ungünstiger Gedanken

Die Infragestellung, Überprüfung und Widerlegung von unangemessenen Gedanken erfolgt zielgerichtet anhand der folgenden Kriterien:

▶ Stimmen meine Aussagen mit der Realität überein, oder enthalten sie Verfälschungen, Verallgemeinerungen, Übertreibungen, Weglassungen?
▶ Kann ich meine Aussagen beweisen, oder spekuliere ich?
▶ Gibt es sogar Beweise für das Gegenteil dessen, was ich denke?
▶ Was wäre das Schlimmste, das mir passieren könnte, wenn alles so käme, wie ich mutmaße?
▶ Was könnte ich konstruktiv tun, um die Situation zu bewältigen, und wie könnte ich auch ohne die Dinge, die ich zu brauchen glaube, zurechtkommen und Freude am Leben finden? Wie kann ich das, was ich nicht bekomme, ersetzen?

Angemessenes Denken

Die kognitiven Therapeuten formulieren unterschiedliche Kategorien für unangemessenes und angemessenes Denken, die bei näherer Betrachtung kompatibel sind. Bei Ellis stehen Muss-Gedanken („Musturbationen") im Mittelpunkt der selbstschädigenden Denkweisen. Beck arbeitet mit einer kognitiven Triade, die (1) aus einer negativen Sicht des Selbst, (2) der Umwelt und (3) der Zukunft besteht. Beide bearbeiten unangemessene negative Gefühle und trainieren neues Denken über Verhaltensübungen. Meichenbaum (1995) verwendet Selbstinstruktionen zur Bewältigung von Problemsituationen und legt damit einen etwas anderen Schwerpunkt auf die Einwirkung des inneren Dialoges auf das Verhalten. Oft sind die unterschiedlichen Formulierungen Beschreibungen derselben Sachverhalte. Während Ellis mehr die Muss-Sätze herausarbeitet, fokussiert Beck etwas mehr auf die in den Muss-Sätzen implizit enthaltenen Konsequenzen: Bei Ellis könnte eine Irrationale lauten: „Mein Buch muss Erfolg haben." Er thematisiert allerdings immer auch den Selbstbezug und die Katastrophisierung: „… sonst bin ich nichts wert und das wäre eine Katastrophe!" Beck arbeitet etwas weniger versteckte Muss-Sätze heraus und betrachtet unvermittelter die negative Selbstbewertung und mangelnde Zukunftsperspektive. Die kognitiven Analysen beider Autoren sind kompatibel. Meichenbaum dagegen sieht den Bewältigungsaspekt oft im Vordergrund, der aber bei Ellis und Beck ebenfalls zum Tragen kommt.

Grundsätzlich arbeiten alle Autoren darauf hin, sich vom fordernden und abhängigmachenden und zu unangemessenen Reaktionen führendem Denken zu lösen, in einer gegebenen Situation das Machbare zu tun und das Unausweichliche akzeptieren zu lernen.

Denken mit Präferenzen. Dieses Konzept hebt sich deutlich vom positiven Denken ab, da realistisch eingeschätzt wird, was jemand erreichen kann und was nicht in seiner Macht liegt. Angemessene Reaktionen sind dann Frust und Bedauern, aber nicht Wut, Deprimiertheit, Panik oder Minderwertigkeitsgefühle oder Selbstverurteilung. Ellis geht davon aus, dass vermeidbare emotionale Schieflagen durch eine Veränderung des Forderungsdenkens („Ich/er/sie/es muss XYZ tun") zu präferentiellem Denken zu verändern sind („Es wäre mir lieb, wenn …, aber ich kann auch ohne XYZ zufrieden leben"). Eine Parallele findet sich bei Epiktet (1995, S. 12), der – bezogen auf Unabänderliches – formuliert: „Verlange nicht, dass alles so geschieht, wie du es wünschest, sondern wolle, dass alles so geschieht, wie es geschieht, und es wird dir gut gehen."

Leitgedanken: Gefühle und ihre Veränderung
- ▶ Gefühle stehen mit Gedanken in engem Zusammenhang.
- ▶ Gefühle sind nicht direkt, aber über die Gedanken beeinflussbar.
- ▶ Verhaltensänderungen können auch das Denken und darüber die Gefühle beeinflussen.
- ▶ Gefühle und Verhaltensweisen beeinflussen wiederum das Denken.

> ▶ Zu lernen, angemessener und realistischer zu denken, führt zu mehr Gelassenheit und weniger Konflikten.
> ▶ Wer Kraft nur dort einsetzt, wo er etwas verändern kann, erspart sich unfruchtbaren Stress.
> ▶ Wer akzeptiert, was er nicht verändern kann, verfügt über mehr Energie für die Dinge, die er beeinflussen kann.

Oft werden unter B bereits zensierte Gedanken benannt, weil der Klient sich für seine „dummen" Gedanken schämt oder sie ihm nicht (mehr) bewusst sind. Es ist deshalb wichtig zu prüfen, ob die genannten Kognitionen die Gefühlsreaktion wirklich erklären oder ob nur die sicher auch vorhandenen rationalen Erwägungen genannt wurden. Beispiel: Wenn jemand als Gefühl Panik angibt, sind geäußerte Gedanken wie „Ich hab ein bisschen Sorge, dass ..." unvollständig. Wenn Deprimiertheit das Gefühl ist, kann ein Gedanke wie „Ich mag es nicht" unvollständig sein. Menschen haben zugleich rationale und irrationale Gedanken. Kaum jemand oder niemand ist ein vollständig irrationales Wesen.

Ungeliebte Gedanken identifizieren. Es kann nützlich zur Bearbeitung der ungeliebten Gedanken sein, sowohl günstige als auch übertriebene Sichtweisen und Interpretationen einer Situation aufzuschreiben und dann die übertriebenen zu bearbeiten. Wie kann ich glauben, etwas sei entsetzlich und für mich abwertend, wenn ich andererseits weiß, dass das nicht stimmt? Diesen seltsamen Vorgang sollten wir uns und dem Klienten erklären: „Stellen Sie sich einmal vor, Sie lernen Schwimmen. Sie wissen schon aus Beobachtungen und Gesprächen, dass Ihnen eigentlich (!) nichts passieren kann. Noch niemand ist im Schwimmkurs ertrunken. Im knietiefen Wasser lauert auch keine besondere Gefahr. Aber nun nähern Sie sich zum ersten Mal dem Wasser, riechen das Chlor, hören die Hallengeräusche, sehen die spiegelnde Wasseroberfläche. Haben Sie keine Angst mehr, weil Sie doch wissen, alles ist okay? Mir ginge es anders. Daher weiß ich, dass Wissen etwas anderes ist als eine Überzeugung, die mir in Fleisch und Blut übergegangen ist. Ich muss mich nun der Situation aussetzen, in kleinen Lernschritten. Dabei rede ich mir gut zu, rufe die rationalen Erwägungen in mein Bewusstsein und gehe langsam mit der Angst ins Wasser. Ich muss mir beweisen, dass das, was ich weiß, auch stimmt. Es genügt nicht, es zu wissen, ich muss es auch glauben (lernen)."

Kognitionen aufdecken. Es macht also Sinn, von dem Gefühl und Verhalten ausgehend die katastrophisierenden oder abwertenden Gedanken zu erfragen. Im Gegensatz zur spontanen Anti-Tilgungsfrage (s. Kap. 2), arbeiten wir nun zielgerichteter mit einem bündigen Modell, das genauer die problemtypischen Reaktionen herausarbeitet und ermöglicht, die zugehörigen Kognitionen aufzudecken und durch neues Denken und Handeln zu widerlegen. Nur was ich auch ausspreche und mir deutlich mache, kann bewusst verändert werden. Nur was ich in Begriffe fasse, begreife ich bewusst, und nur was ich begreife, kann ich angreifen.

Die Sprache ist die intermittierende Variable zwischen Gefühlsreaktion und abstrakten kognitiven Prozessen. Was im Kopf abläuft, ist oft nur rudimentär sprachgebunden. Wenn ich plötzlich bedroht werde, denke ich einfach nur „urgggs!", wenn ich mich ärgere, denke ich erst einmal nur „grrr!". Wir verwenden die Sprache, um mit anderen, aber auch mit uns selbst zu kommunizieren.

Wenn wir die Selbstkommunikation zur Veränderungsarbeit nutzen möchten, müssen wir sie kultivieren und das heißt in Worte fassen, was vorher ungreifbar schien. Das ABC-Modell expliziert oft etwas, das uns in dieser elaborierten Form nicht bewusst ist.

> **Wichtig.** Verwenden Sie in der Beratung einige Zeit darauf, die emotionsaus-lösenden oder sie beeinflussenden Bs zu finden. Selbst wenn jemand vorher nie gedacht hat, was er dann ex-post-facto (re)konstruiert, hilft es ihm, eine (neue) Sichtweise auf die für ihn problematische Situation aufzubauen. Selbst wenn er vorher gar keine Sichtweise hatte, sondern blind emotional reagierte (weil er irgendwann darauf konditioniert wurde), kann er seine Reaktion positiv beeinflussen. Er vollzieht dann keine kognitive Umstrukturierung wie im klassischen Fall bei der ABC-Arbeit, sondern eine kognitive Strukturie-rung, da er seinen Nichtgedanken nun Bewältigungsgedanken zufügt.

In etwa zielt darauf auch das Selbstinstruktionstraining von Meichenbaum (1995) ab, das ohne ABC-Umwege direkt Bewältigungskognitionen einübt. Dies ist manchmal der direktere Weg, birgt aber – unvorsichtig angewendet – das Risiko, dass dabei nicht an bestehende Kognitionen angeknüpft wird, sondern nur Neues hinzugefügt wird. Meichenbaum plädiert daher für den inneren Dialog, in dem – ähnlich wie mit dem ABC-Modell – die bestehenden Gedanken abgeholt werden.

Das ABC-Modell dagegen kann das Risiko bergen, etwas zu suchen, was nicht vorhanden ist, nämlich bewusste Gedanken, die die Gefühle auslösen. Um kein vom Klienten abgehobenes Schema F zu praktizieren, ist es hilfreich, wenn der Berater flexibel auf das tatsächliche Erleben des Klienten eingeht. Das ABC-Modell bildet keine strengen Kausalitäten ab (Ellis, 1994, 1996), sondern ist ein Arbeitsmodell. Mit seiner Hilfe können objektive Gegebenheiten (A) von deren subjektiver Verarbeitung (B) sondiert und die Konsequenzen daraus (C) erkannt werden. Durch die Sondierung und Veränderung der Vermittlungsvariable B kön-nen die Gefühle beeinflusst werden. Allerdings werden die Bs in der Regel nur durch neue Verhaltensweisen nachhaltig zu verändern sein.

Die zu bearbeitenden Bs müssen sorgsam präzisiert werden, bevor eine Bear-beitung möglich ist. Wenn schon bei den ersten rudimentären Gedanken eine Disputation begonnen wird, kann es sein, dass der Klient seine Gedanken nicht mehr ausspricht, da er bei der Widerlegung immer der Unterlegene ist. Wenn der Klient sich ein zusätzliches Problem verschafft, indem er auf sein Problem mit zu-sätzlichem inneren Aufruhr reagiert, weil er seinen Ist-Zustand nicht akzeptiert, ist es hilfreich, zunächst an der Problemakzeptanz zu arbeiten.

3.1.3 Das Problem (2. Ordnung) mit dem Problem

Eine Möglichkeit, das „Problem mit dem Problem" zu bearbeiten, ist es, in ABC-Form zu thematisieren, wie der Klient sich dafür abwertet und schämt, dass er bestimmte ungünstige Sichtweisen und Reaktionen immer wiederholt. Ellis nennt das „Problem 2. Ordnung" und setzt üblicherweise da an. Im A des ABCs steht dann das C des Problem-ABCs („Ich habe Angst, weil ich glaube, mein Wert hängt vom Zuspruch der anderen ab."). In den Bs steht dann: „Wie peinlich, dass ich so denke! Entsetzlich!" Das Gefühl 2. Ordnung ist dann Scham. Dem Klienten in Beratung und Kurztherapie wird dieser komplizierte Zusammenhang nicht erklärt, weil dies wiederum eine längere Psychoedukation erforderte, für die nur eine längere Therapie Raum bietet. Dort kann dieser Sachverhalt einprägsam als Problemproblem oder Quadratproblem benannt werden, weil mit dem ABC 2. Ordnung oft ganze Reaktionszirkel eingeleitet werden, die auch das Problem 1. Ordnung wieder potenzieren.

Das Problem mit dem Problem
Problem 1. Ordnung:
▶ A: Jemand sagt: „Du könntest das besser machen!"
▶ B: Er könnte mich ablehnen! Das wäre schrecklich!
▶ C: Angst → A: Angst.
Problem 2. Ordnung:
▶ A: Angst
▶ B: Immer fürchte ich gleich das Schlimmste und habe diese Angst! Ich tauge nichts; ich bin ein Versager, wie peinlich!
▶ C: Scham.
Die Reaktionen B und C aus dem 1. ABC werden zum A des 2. ABCs

---

In Beratung und Kurztherapie kann ein Problemproblem direkt durch Fragen aufgegriffen werden („Wenn Sie sich dann wieder so und so verhalten/gefühlt haben, dann machen Sie sich noch zusätzlich dafür runter?"). Die entsprechenden Bs („Ich dürfte doch keine Angst haben/mich nicht ärgern.") können wiederum mit Fragen angegangen werden („Wie kommen Sie darauf, dass Sie sich anders verhalten müssten?" „Wie kommen Sie darauf, dass es entsetzlich ist, wenn Sie nicht perfekt sind?").

3.1.4 Ziel der Disputationen

Um ungünstige Gedanken in Frage zu stellen, ist es hilfreich, sich grundlegende Problemmuster zu vergegenwärtigen und eine Zielgerade zu überlegen. Wer über keine Lebensphilosophie verfügt, die langfristig ein Maximum an Lust und ein

Minimum an Frust oder sonstigen Gefühlsstürmen ermöglicht, kann nicht zielgerichtet disputieren. Ellis vertritt dazu die Lehre des rationalen Hedonismus, nach der es sinnvoll ist, als Oberziel einen langfristigen Lustgewinn zu verfolgen, jedoch keine kurzfristige Lust, die langfristig zu negativen Konsequenzen führt. Eine Leitlinie zur Disputation der Bs sind die vier Kriterien für rationales Denken angelehnt an Maultsby (1974):

(1) Beruht mein Denken auf Tatsachen oder Spekulationen? (Realitätstest)
(2) Führt mein Denken und Handeln zu vermeidbaren und nutzlosen Konflikten mit anderen oder mir selbst?
(3) Verhindere ich durch meine Sichtweisen eine pauschale Beurteilung oder Abwertung meiner Selbst sowie überzogene negative Emotionen?
(4) Dient mein Denken dem Erreichen meiner Ziele?

Ziele. Um ein Gespräch nicht planlos dahinplätschern zu lassen, wird in der Kognitiven Beratung möglichst deutlich herausgearbeitet, wohin der Klient möchte. Danach ist es sinnvoll, die Ziele zu disputieren, denn nicht jedes vom Klienten angestrebte Ziel ist mit seinen anderen Zielen vereinbar. In der Beratung ist es erforderlich, einige Ziele vorzugeben und zu fragen, ob der Klient sie teilt. Wir können aufgrund der Kontaktkürze keine ausführliche Philosophie so genannter angemessener Lebensweisen erörtern. Wir sind also gehalten, uns selbst zuvor darüber klare Vorstellungen zu machen, was wir für unterstützenswerte Ziele halten, um später die Ziele des Klienten damit zu vergleichen. Nicht selten verfolgen Klienten Ziele, die nicht in ihrer Macht liegen, die unklar sind oder einem zufriedenen Leben widersprechen.

Therapeutische Nachhaltigkeit. Die Formel „Wenig Verdruss, viel Genuss" fasst den von Ellis für therapeutische Zwecke begründeten rationalen Hedonismus (Ellis, 1993, S. 77ff.) zusammen. Nach Ellis ist ein Verhalten dann günstig, wenn eine kurzfristige, aber schädliche Bedürfnisbefriedigung gegen eine langfristige Befriedigung ausgetauscht wird. Dazu ist die geringe Frustrationstoleranz zu überwinden, und kurzfristig sind Unannehmlichkeiten zugunsten eines langfristigen Gewinns an Lebenszufriedenheit in Kauf zu nehmen. Modern gesprochen könnte dies als therapeutisches Nachhaltigkeitsprinzip bezeichnet werden.

Zur nachhaltigen Seelenpflege zählen alle Empfindungen und Verhaltensweisen, die langfristig mehr Wohlgefühl erbringen. Einige augenzwinkernde Vorschläge zur Reflexion unterschiedlicher Spielarten der wohl tuenden Dinge im Leben enthält das Hedonie-ABC (s.u.). Vollständigkeit ist nicht angestrebt. Man kann diese oder ähnliche Deutungen angenehmer und zielfördernder Aktivitäten verwenden, um den Blick für fehlende Bestandteile bei der Zielplanung in der Beratung oder Kurztherapie zu schärfen. Eine kreative Beratungsaufgabe kann sein, dass der Klient sein eigenes „ABC der Lebensfreude" erstellt und sich konkrete Schritte zu seiner Umsetzung ausmalt. In der kognitiv orientierten Kurztherapie sind die Zielplanung und ein Ausblick auf ein angenehmes Leben ausführlicher zu gestalten als bei Kurzkontakten in der Beratung und Begleitung. Diese Methode hat den Vorteil, die Phantasie und Kreativität anzuregen, und den Nachteil, etwas unstrukturiert zu sein. Sie kann eine genaue Lebenszielplanung mit konkreten Lebenszielen nicht ersetzen, aber motivierend wirken und anregen, den Zielhorizont zu erweitern und sich erst einmal ein allgemeines Bild zu machen, was im Leben wohl tuend sein könnte.

Hedonie-ABC	
Ausgeglichenheit	Natürlichkeit
Behaglichkeit	Offenheit
Chuzpe	Planung
Daseinsfreude	Quicklebendigkeit
Einfühlsamkeit	Ruhe
Fröhlichkeit	Selbstbewusstsein
Gelassenheit	Training
Hoffnung	Unbefangenheit
Interesse	Vertrauen
Job	Wohlgefühl
Kraft	Xtra-Wünsche
Lust	Yppigkeit
Munterkeit	Zuversicht

Konkretisierung von Lebenszielen

Für eine Konkretisierung von Lebenszielen ist folgende Frage sinnvoll: „Wenn Ihre Therapie erfolgreich war, woran werden Sie das erkennen?" Oder: „Wenn Sie in zehn Jahren zurückblicken und sich sagen: 'Oh ja, die letzten zehn Jahre haben sich gelohnt', was müssten Sie dann in den zehn Jahren alles getan und erlebt haben?" Zur Umsetzung ist es wichtig, dass alle Ziele realistisch sind und dass sie als kleine erreichbare Schritte formuliert werden.

In Beratung und Kurztherapie wird es oft nur um kleine Ziele gehen, dennoch ist es hilfreich, fehlende oder unrealistische Ziele zu erkennen. Für die Mikroziele können klärende Fragen zu den momentanen Zielen hilfreich sein: „Was erhoffen Sie von unserer heutigen Stunde?" „Was meinen Sie, können Sie heute hier erreichen?"

3.1.5 Aktivierender Dialog und direktive Erklärung

Manche Klienten zeigen schon am Anfang der Beratung einen Widerstand, z.B. indem sie antworten: „Diese Fragen nerven mich, ich möchte einfach nur, dass Sie zuhören." Der Berater kann nun zunächst prüfen, ob er zu schnell interveniert hat, also dem Klienten zu wenig Zeit gegeben hat, sich auszudrücken. Das Zeitmaß ist relativ! Wenn wir den Eindruck haben, der Klient hat noch nie mit jemandem über sein Problem gesprochen, werden wir abwägen, ob wir mehr Zeit geben. Hierfür gibt es keine allgemein gültige Richtschnur. Andererseits wird dem Klienten zumeist nicht geholfen, indem wir seine Bedingungen übernehmen und ihn einfach reden lassen. Gefahr dabei ist auch, dass wir sein Problem eher verstärken, da wir das Vermeidungsverhalten, sich nicht einer Überwindung seiner Schwierigkeiten zuzuwenden, noch fördern. Wenn der Klient diese Strategie entwickelt hat, um die Vermeidung einer konstruktiven Auseinandersetzung mit seinem Problem durchzusetzen, werden wir ihm kaum helfen, indem wir uns hier wohlgefällig anpassen. Wenn der Berater eine solche Vermeidungsstrategie erkannt hat, bewährt es sich, eine empathische Brücke zu bauen und dennoch die gestellten Fragen konsequent zu wiederholen.

Anwendungsbeispiel: „Diese Fragen nerven mich! Ich will, dass Sie mir nur zuhören!"

Klient: „Ich mag das nicht, wenn Sie solche Fragen stellen. Ich brauche doch nur jemanden zum Zuhören."
Berater: „Ich kann sehr gut verstehen, dass meine Fragen für Sie lästig sind, denn schließlich wollen Sie Ihr Problem loswerden. Leider weiß ich keinen anderen Weg, Ihnen zu helfen, als mir zunächst einmal einen Überblick zu verschaffen. Sind Sie bereit, sich darauf einzulassen?"

Auf die Einwilligung hinarbeiten.

Zumeist willigen die Klienten ein und öffnen sich. Dafür gibt es keine Gewähr. Bei der Supervision von Beratungen zeigt sich oft, dass Berater solchem Widerstand nachgeben und letztlich der Patient in der Beratung nur wiederholt, was er im Alltag schon macht: über sein Problem oder die Menschen oder die Welt zu klagen, ohne sich auf Hilfe einzulassen. Daher ist es günstig – sofern eine solche Vermeidungsstrategie erkannt wurde – vom Tonfall her so weich wie möglich zu sagen: „Leider weiß ich keinen anderen Weg, ich kann gut verstehen, wie unangenehm das für Sie ist. Möchten Sie versuchen, sich darauf einzulassen?" Antwortet der Klient nun mit „Nein", bedauert der Berater so empathisch wie möglich und doch sehr klar abgegrenzt: „Schade, ich würde Ihnen gern helfen, aber dann weiß ich leider keinen Weg."

Aktivierender Dialog. Diese den Klienten zum selbstständigen Nachdenken führende Dialogform kann gerade bei einem Widerstand gegen erforderliche Fragen mit einer Metapher eingesetzt werden: „Stellen Sie sich mal vor, jemand kommt zum Arzt und sagt, ich möchte meine Schmerzen loswerden, aber ich will auf keinen Fall, dass Sie mich untersuchen. Wie kann dem geholfen werden?" Richtet sich der Widerstand gegen eigenes Handeln und Üben, eignet sich die Metapher: „Jemand kommt ins Fitnessstudio und sagt, dass er stärker werden möchte, aber auf keinen Fall Übungen machen will. Was soll der Fitnesstrainer ihm antworten?" Der aktivierende Dialog wird auch in den späteren Phasen der Beratung immer wieder angewendet.

Direktive Erklärung. Die direktive Erklärung hat den Nachteil, dass sie die Dominanz des Beraters zu Tage treten lässt. Der Berater belehrt den Klienten, indem er z.B. offen einwirft: „Das kann nach meiner Erfahrung nicht gehen!" „Beratung kann nur dann funktionieren, wenn Sie auch bereit sind, sich einmal auf neue Betrachtungsweisen einzulassen." Da wir in der Beratung weder mit der einfühlsamen Frage noch mit dem aktivierenden Dialog immer Erfolg haben, kann auch die direktive Variante von großem Nutzen sein. Sie kann auf den Klienten auch ehrlicher wirken, wenn er nämlich schon alle Erkenntnisse besitzt, aber diese nicht anwenden möchte – und er sowie sein Berater das schon wissen. Ein ausgefeilter aktivierender oder sokratischer Dialog kann dann zum Machtspiel zwischen beiden werden, da es gar nicht mehr um eine neue Erkenntnis geht, sondern um die Umsetzung schon häufig besprochener Einsichten.

Die richtige Form finden. Die direktive Erklärung (als Ergänzung der aktivierenden Strategien) besitzt den Vorteil, durchschaubar und angreifbar zu sein, was manchmal mehr dazu beiträgt, Widerstand abzubauen als die Unangreifbarkeit eines nur fragenden Beraters oder Therapeuten. Gezielt zu fragen, bedeutet auch (aus einer Deckung heraus) zu lenken. Das Verhältnis Berater-Klient kann nicht symmetrisch sein. Der Versuch, dies durch ausschließlich fragende Dialogführung vorzutäuschen, führt häufig zu noch mehr Widerstand. Der beständig aktivierende Frager macht sich un(an)greifbar, was einen Klienten im Widerstand manchmal nur noch mehr zum Kampf reizt. Da kann es zielführender sein zu sagen: „Ich möchte Ihnen gern helfen. Aber nach meiner Erfahrung müssen Sie auch bereit sein, Ihre bisherigen Sichtweisen einmal in Frage zu stellen." Ein menschelnder Zusatz hilft manchmal, Widerstand abzubauen: „Das würde ich auch meinem besten Freund raten!" Eine zustimmende Haltung kann manchmal mit der Wir-Form unterstützt werden: „Immer, wenn wir etwas an uns verändern, müssen wir vorher bereit sein, unser gewohntes Denken zu überprüfen. Das finde ich selbst oft ziemlich lästig. Ich weiß aus eigener Erfahrung, wie schwer das ist, aber ich glaube, diese Bereitschaft brauchen Sie jetzt auch."

Direktiv ist diese Intervention nicht im Sinne von zieldirektiv – seine Ziele legt der Klient selber fest. Aber sie ist methodendirektiv, d.h. der Berater sagt: „Wenn Sie Ihrem Ziel, das XYZ-Problem loszuwerden, näher kommen möchten, dann weiß ich einen vielleicht aussichtsreichen Weg. Möchten Sie den einmal versuchen?" Der Berater kann dann erklären, dass Zuhören allein keine Probleme löst. Auch dies kann wieder klientenaktivierend erfolgen, indem der Berater erfragt, wie oft der Klient darüber schon gesprochen hat und ob das Problem davon weggegangen ist.
Klient: „Das nicht, aber ich fühle mich dann besser."
Berater: „Dauerhaft? Möchten Sie, dass es Ihnen dauerhaft besser geht?"

Problemlösung nur mit Beteiligung. Eine Möglichkeit ist auch zu erklären, wie eine Problemlösung funktioniert: indem man ein Problem erkennt und daran konzentriert zu arbeiten beginnt. Gut ist es, hinzuzufügen: „Dies ist leider so.

Eine Lösung ohne gezielte Fragen und konzentriertes Arbeiten kenne ich nicht. Wenn ich einen Weg wüsste, Sie ohne Mühe von Ihren Schwierigkeiten zu befreien, ich würde ihn verraten." Nur selten ist zu sehen, dass ein Klient das nicht glaubt. Also: In solchen Situationen ist es besser, einen Widerstand nicht zu kaschieren, sondern ihn offen anzusprechen, aber sehr verständnisvoll und ein wenig mitleidend: „Probieren Sie's mal!" Die humorvolle Variante: „Was hilft mehr: alles durcheinander zu werfen und ohne Übersicht mal hier, mal da hin zu springen – oder die Dinge zu sortieren und nacheinander Schritt für Schritt zu bearbeiten?"

3.2 Grundlegende kognitive Problemmuster

3.2.1 Selbstwert und geringe Frustrationstoleranz

> Alle Dinge geschehen aus Notwendigkeit; es gibt in der Natur kein Gutes und kein Böses. (Baruch de Spinoza)

Selbstwertprobleme und geringe Frustrationstoleranz (Low-Frustration-Tolerance) nehmen einen zentralen Raum bei der Arbeit mit dem ABC-Modell ein. Ellis (1958a) vertrat schon in seinem frühen Werk die durch die Individualpsychologie Adlers (2002) und Horneys (1972) beeinflusste Auffassung, dass ein geringes Selbstwertgefühl zentrale Ursache neurotischer Probleme ist.

Selbstkonzept und Abwertung. Die Herangehensweise von Ellis ist die Auflösung des pauschalisierenden Selbstkonzeptes. Demnach ist es unsinnig, das Selbst generell zu bewerten, da die Person aus vielen Facetten besteht. Zudem kann eine Person nicht wertlos aufgrund ihrer Verhaltensweisen sein, da sie sich ändern kann. Wie kann jemand absolut wertlos sein, der das Potential besitzt, sich auch anders zu verhalten? Wer legt außerdem fest, was gut ist? Dem Menschen – auch sich selbst – absolut eine Wertigkeit oder Minderwertigkeit zuzuschreiben, setzt voraus, dass man einen gültigen Maßstab für gut oder schlecht besitzt. Aber wo im Universum finden wir das Schild, auf dem steht „X ist gut und Y schlecht"? Könnte es sein, dass dies menschengemachte und damit fehlbare und subjektive Urteile sind? Welchen Sinn macht es, sich nach willkürlichen Maßstäben selbst zu verdammen? Einerseits wird das Bedürfnis nach etwas Vollkommenen durch diese Relativierung frustriert. Verleiht es doch gerade dem unsicheren Menschen Struktur, zu wissen, was richtig und falsch, gut und schlecht ist. Andererseits wird durch Denken in absoluten Wertbegriffen die Selbstverurteilung in bestimmten Situationen gesät. Von wertvoll zu unwert ist es nur ein kleiner Schritt. Es sind zwei Seiten einer Denkmedaille. Wer sich heute aufwertet für Leistung oder was auch immer, läuft Gefahr, sich morgen für Versagen und Fehler abzuwerten. Selbstverdammung lauert für den mit absoluten Maßstäben denkenden Menschen hinter jeder Ecke.

„Ich bin nicht mein Verhalten". Dass Wertmaßstäbe nicht beweisbar sind, wirkt zunächst auf viele verunsichernd, hat aber auch eine positive Seite: Willkürliche Maßstäbe können nämlich willkürlich verändert werden! Und zur Änderung von selbst- oder fremdschädigendem Verhalten ist eine Selbstverteuflung nicht nötig, da eine angemessene Unzufriedenheit als Veränderungsmotivation hinreicht. Zudem führt ein Mehr an Selbstverurteilung keineswegs zu einem Mehr an Veränderungsmotivation. Warum sollte sich jemand, der sich für total schlecht hält, auch noch ändern wollen? Dies wäre in seiner internen Logik zwecklos. Selbstwertprobleme führen deshalb eher zur Resignation als zur Veränderung. Aus der Resignation folgt eine Aufrechterhaltung und Verstärkung des negativen Selbstkonzeptes. Eine depressive Abwärtsspirale entsteht. Ellis plädiert dafür, nur das Verhalten, nie die ganze Person zu bewerten. Das Leitmotiv „Ich bin nicht mein Verhalten" drückt aus, dass es sich nur um einen einzelnen Aspekt handelt, wenn Menschen ihr (negativ bewertetes) Verhalten reflektieren.

In Ausbildungsgruppen wie in Therapien kommt oft Widerstand gegen die Behauptung auf, alle Moral sei willkürlich. Für Berater ist es sinnvoll, ihr eigenes Unbehagen gegenüber dieser Aussage in Dialogen zu bearbeiten. Der Berater kann diese Disputationen einmal in der Rolle als Klient, einmal als Berater mit einem Klienten führen. Dabei wird das Bewusstsein für die hier zugrunde liegende Philosophie des Relativismus geschärft. Weiter wird eine Dialogstrategie trainiert, die Relativität und Willkür aller Wertsetzungen möglichst überzeugend zu vermitteln bzw. Hilfestellungen zu geben, wie der Klient dies aktiv selbst überprüfen kann.

Anwendungsbeispiel: Unbeweisbarkeit von Wertungen

Klient: „Sie wollen doch nicht sagen, dass es ganz egal ist, was jemand tut?"
Berater: „Wie kommen Sie darauf?" (Sog. naive Frage.)
Klient: „Sie sagten doch gerade, ich könne nicht beweisen, dass es gut ist, Kindern zu helfen."
Berater: „Können Sie es beweisen?"
Klient: „Nein, aber es gibt gute Gründe, das zu tun!"
Berater: „Ist es dasselbe, gute Gründe zu haben und etwas zu beweisen?" (Fokussierung auf die Ausgangsfrage.)
Klient: „Nein, das nicht. Aber das bedeutet ja, dass ich mir nie sicher sein kann, das Richtige zu tun."
Berater: „Das seh ich auch so."
Klient: „Aber dann ist es doch egal, was ich mache."
Berater: „Ist es Ihnen egal, ob Sie etwas tun, was Ihnen gefällt, oder etwas, was Ihnen nicht gefällt?" (Auflösung der Dichotomisierung.)
Klient: „Nein. Insofern ist es nicht egal. Aber ist es nur eine Geschmacksfrage, ob man jemanden – sagen wir mal – zusammenhaut oder bestiehlt oder ob man ehrlich ist?"

Berater: „Besitzen Sie einen höheren Maßstab als Ihre persönliche Auffassung, Ihren Geschmack, wie Sie sagen?" (Fokussierung auf die Ausgangsfrage.)

Klient: „Jetzt soll ich wieder beweisen, nicht?"

Berater: „Ja, natürlich, Sie kennen mich doch!"

Klient: „Haha! Ja, darf ich mir das noch mal überlegen?"

Berater: „Ich bitte sogar darum, mir alle Gegenargumente zum nächsten Mal aufzuschreiben!" (Klientenaktivierung und offensive Einbeziehung eventueller Widerstände.)

Auswertung. Der Berater lässt eine Form des Schwarz-Weiß-Denkens allein durch klientenaktivierende Fragen auflösen. Der Klient löst dabei die Dichotomie auf, nach der etwas, das nicht bewiesen werden kann, ganz egal ist. Er ermöglicht das Aufbauen eines neuen Weges zwischen den Kategorien „bewiesen" und „gleichgültig", nämlich den einer persönlichen Präferenzbildung. Er folgt damit einer klassischen KVT-Argumentation, nach der von ehernen vermeintlich allgemein gültigen Wertmaßstäben zum präferentiellem Denken übergeleitet wird. Der Berater schließt zur Verankerung des Gesprächsergebnisses mit der Aufforderung, Gegenargumente zu sammeln, um den Klienten nochmals zu aktivieren, sich die Argumentation zu Eigen zu machen und sie zu hinterfragen und abzusichern.

Übung: Rollenspiel zu absolutistischen Wertvorstellungen

Suchen Sie sich einen Übungspartner, der vertritt, dass einige Werte verbindlich für alle sind. Scheuen Sie auch Extrembeispiele nicht, in denen es um Gewalt und dergleichen geht. Es ist wichtig, auf solche Einwände vorbereitet zu sein. Auch Krieg kann man je nach persönlichem „Geschmack" als Verbrechen oder heilig ansehen. Der Berater fragt immer wieder „Wo steht das?" „Wer legt das fest?" „Können Sie es beweisen?" „Ist es dasselbe, etwas zu mögen oder zu wollen und etwas für absolut zu halten?" „Ist es dasselbe, etwas nicht zu mögen und es daher verhindern zu wollen und etwas als absolut verwerflich zu beweisen?" „Sind Beweis und Meinung dasselbe?" „Möchten Sie, dass Ihr Nachbar für Sie festlegt, wie Sie leben müssen, um moralisch okay zu sein?"

Experimentieren Sie mit diesen Fragestrategien, und notieren Sie Ihre Hänger, um Alternativen zu überlegen.

Bei der Relativierung der Werte geht es zumeist nicht darum, seine Wertvorstellungen aufzugeben, sondern darum, zu erkennen, dass Wertvorstellungen nur nützlich oder unnütz zum Erreichen bestimmter Ziele sind, jedoch nicht absolut wahr oder falsch. Die „heißen", absolut fordernden Gedanken, die zu krank machendem inneren Aufruhr führen, werden damit in präferentielles Denken verwandelt, mit dem sich die gleichen Ziele erreichen lassen, nur mit weniger Depression, Scham, Angst und Wut. Beim präferentiellen Denken wird nicht gefordert, sondern gewünscht.

> **Übung: Moralische Willkür**
>
> Mit einem kleinen Dialogspiel können Sie deutlich machen, dass Bewertungen nicht beweisbar sind, weil sie immer wieder hinterfragt werden können. Suchen Sie sich einen Übungspartner (einen Kollegen, keinen Klienten). Fragen Sie nun, ob er meint, dass man sich an die Straßenverkehrsordnung halten soll (oder nehmen Sie einen moralischen Leitsatz Ihrer Wahl). Wenn Ihr Gesprächspartner dies bejaht, fragen Sie: „Weil?" Sie erhalten nun eine Begründung („Weil das Leben zu schützen ist" o.ä.). Wiederholen Sie nach jeder Antwort deren Soll-Gehalt, und fügen Sie ein „Weil?" hintan („Okay, Leben soll geschützt werden, weil?"). Sie können jeden Soll-Satz auf diese Weise hinterfragen und geraten in einen infiniten Regress, ein nie endendes Fragen. Es gibt keinen Schlusspunkt. Selbst wenn Ihnen geantwortet wird: „Wenn jeder macht, was er will, leiden die Menschen und können untergehen!" Das soll nicht sein, weil? Jede Wertsetzung erweist sich als willkürlich und bezweifelbar.

Ein Trick, um das aufdringliche Infragestellen zu beenden ist übrigens, keine Soll- oder Muss-Sätze mehr zu erheben und stattdessen eine Präferenz anzugeben: „Ich möchte das!" „Weil?" „Weil ich das besser finde/das mag usw." Persönliche Präferenzen beinhalten keine Forderung, sondern eben nur persönliches Mögen. Dies ist unangreifbar. Üben Sie das mal mit einem lästigen Vertreter: Bezweifeln Sie nicht, was er sagt, sondern beantworten Sie sein Angebot mit: „Ich möchte das nicht." Wenn er fragt: „Warum?", tun Sie gelassen kund: „Ich möchte es ganz grundlos nicht." Oder wenden Sie die Technik der hängen gebliebenen Schallplatte (oder CD) an, und wiederholen Sie freundlich ihm in die Augen blickend: „Ich möchte das nicht."

3.2.2 Verzerrung, Fehlschluss und Übertreibung

Dysfunktionale Kognitionen. In der Kognitiven Verhaltenstherapie, in der Kognitiven Beratung und in der kognitiv orientierten Kurztherapie werden problemerzeugende Gedanken, die zu vermeidbaren emotionalen Schieflagen führen, identifiziert und widerlegt. Die zentralen zu Problemen führenden Denkmuster, die in der Literatur unterschiedlich benannt und sortiert werden, sind in der folgenden Tabelle schulenübergreifend zusammengefasst. Zusätzlich werden Interventionsvorschläge für den Dialog und passende Übungen aufgezeigt. Im Wesentlichen handelt es sich bei den Denkfallen (Freeman & DeWolf, 1997) um Generalisierungen, Fehlschlüsse, willkürliche Wertungen und Wahrnehmungsverzerrungen. Diese Grundformen dysfunktionaler Kognitionen erscheinen in der Kognitiven Beratung und in der Kurztherapie in zahlreichen Varianten immer wieder. Die dargestellten Übungen sind nicht für das Beratungssetting geeignet, sondern für die Langzeittherapie, da für gezielte Veränderungsarbeit in der Beratung nicht genügend anamnestische Informationen vorliegen und die Grenzen der Beratung sonst überschritten würden. Therapeutische Übungen dürfen auch aus rechtlichen Gründen nur von ausgebildeten Therapeuten angeleitet werden. Dem Berater vermitteln sie aber einen Ausblick auf weiteres Vorgehen, was als unterstützende Information hilfreich sein kann, wenn in der Beratung Therapiemotivation geschaffen werden und dem Klienten therapeutisches Vorgehen transparent gemacht werden soll.

Denkfallen und ihre Auflösung

	Anwendungs-beispiel	Fragetechnik	Übung (für Therapie)
Pars-pro-toto-Fehlschluss/Gene-ralisierung/pau-schale Selbstab-wertung	Ich habe X nicht geschafft, also bin ich unfähig!	Haben Sie schon einmal etwas geschafft? Gibt es Dinge, die Sie können?	Self-Monitoring-Aufgaben, z.B. Buch führen über Erfolge.
Prognostischer Fehlschluss	X wird entsetzlich werden!	Woher wissen Sie das mit Sicherheit?	Aktivierungsaufgaben, z.B. so tun, als ob die Dinge zu bewältigen sind.
Schwarz-Weiß-Denken (Dichotomie)	Wenn ich nicht X bekomme/erreiche, dann ist das total daneben. (Bei Ärger oft: Totalverurtei-lung bestimmter Menschen/ Gruppen.)	Gibt es nur ganz schwarz oder ganz weiß?	Beobachtungsaufgaben: Gab es schon einmal Teillösungen, die auch ganz annehmlich waren? Fremdbeobachtung: Finden Sie positive Ei-genschaften bei den verurteilten anderen. Demonstration, dass Ereignisse auf einer Skala einzuordnen sind.
Katastrophi-sierung	X ertrage ich nicht/ist eine Katastrophe!	Gibt es noch etwas Schlimmeres als X? Kann es sein, dass Sie X unangemessen stark einschätzen?	Toleranztraining: Affekte, Durchführung von Arbeiten und Ver-haltensweisen angemes-sen bewerten lernen und Katastrophisierung tätigerweise in Frage stellen.
Selektive Abstraktion	Nur Misserfolge, Schwächen und Entbehrungen zählen.	Haben Sie je etwas gut gemacht? War es gut oder schlecht, dass Sie hergekommen sind?	Selfmonitoring; Buch über Aktiva führen.
Irreale Verant-wortungszu-schreibung	Ich bin verantwort-lich für das Glück anderer/für alle Fehler.	Was können Sie leisten, und was nicht? Wie kön-nen Sie es schaffen, keine Fehler mehr zu machen?	Abgrenzungsübungen gegen Schuld-Attribu-tionen.

	Anwendungs-beispiel	Fragetechnik	Übung (für Therapie)
Gedankenlesen	Andere lehnen mich bestimmt ab!	Woran erkennen Sie das? Wie viele Menschen haben Ihnen schon gesagt, dass sie Sie ablehnen?	Kommunikationstraining, um die Spekulationen durch Fragen zu überprüfen.
Abhängigkeits-denken/Applaussucht	Ich brauche Zustimmung und muss gemocht werden!	Wie lange würden Sie überleben, wenn Sie jemand nicht mag? Was genau würde dann passieren? Wovon hängt es ab, ob jemandem die Zustimmung egal ist oder er sich schlecht dabei fühlt?	Sich möglicherweise unbeliebt machen; versuchen, sich vorzudrängeln; beim Bezahlen trödeln oder sein Geld nicht finden; nach Einkauf etwas tauschen oder zurückgeben; nichts kaufen nach einem Gespräch.
Moralische Idealisierung	Man muss Gutes tun/gut sein!	Wer legt das fest? Wie kommen Sie darauf, dass man nichts tun darf, das andere nicht mögen?	Sich als Nicht-Gut-Tuer darstellen und Scham bearbeiten durch Konfrontation und das Soziale-Kompetenz-Training.

Wichtig. Die Übungsbeispiele sind für Kurz- und Langzeittherapien geeignet und setzen die Therapieausbildung voraus, da hierbei viele Dinge zu beachten sind, die an diesem Ort nicht erörtert werden können.

Alle aufgeführten Denkmuster finden sich in unseren Fallbeispielen in den nächsten Abschnitten mit ausführlichen beraterischen Anleitungen wieder. Für erste Übungen kann aber eine Arbeit mit dieser Tabelle übersichtlicher sein. Wenn Sie noch ungeübt sind, ist die Arbeit mit dieser Tabelle ausreichend Trainingsstoff für ein Jahr oder mehr! Die Grundmuster mit schlafwandlerischer Sicherheit zu erkennen und angemessen zu parieren erfordert
(1) Training,
(2) Training und
(3) Training.

> **Übung: Denkfallen auflösen**
> Reflektieren Sie nach einer Beratungssitzung aus dem Kopf oder anhand einer Bandaufnahme mit Klienten, an welchen Stellen Sie im Dialog an problemerzeugenden kognitiven Mustern gescheitert sind. Arbeiten Sie dazu eine passende Dialogstrategie aus. Üben Sie dann im nächsten Durchgang, ob Sie Ihre Widerlegungsstrategie erfolgreich durchbringen. Wenn nicht, arbeiten Sie dort, wo Sie gescheitert sind, eine neue Strategie aus, und testen Sie sie in der nächsten Beratungsstunde – so lange, bis es kein nächstes Mal mehr braucht!

3.2.3 Katastrophisierung und Realitätstest

Einer der häufigsten Fälle in der Beratung ist, dass der Klient sich Folgen einer Situation ausmalt, die allenfalls unter ungünstigsten Umständen eintreten. Einerseits wird eine schreckliche Katastrophe als scheinbar unausweichliche Konsequenz vorweggenommen, andererseits wird diese vermutete Katastrophe meistens nicht genau beschrieben. Verständlicherweise, denn viele Menschen steigern ungenaue Befürchtungen in höchste Höhen, wenn sie irgendwann gelernt haben, dass das Befürchtete das Schrecklichste überhaupt wäre oder dass es ohnehin nur Schwarz oder Weiß, angenehm oder katastrophal gibt. Aus lauter Angst vor die-~ Schrecklichen werden schon die Gedanken daran verdrängt. Damit entsteht

Unangenehmes oder Schlimmes wird zum Schreck-
t einmal mehr gedacht werden – geschweige
icht gedacht werden darf, wird im Zirkel-
hl ungenau Beschriebenes gar nicht entsetz-
setzlich" voraussetzt, dass ein beschreibbares
auf das sich das Eigenschaftswort bezieht.
etzlich sein. Nichts ist nichts und hat keine
rventionen setzen an diesem Widerspruch an,
, das vermeintlich Schreckliche zu konkretisie-
„entsetzlich/katastrophal" hinterfragen.

phisierungen
mmste, das passieren kann, wenn alles so ein-

;?"
klich und ausweglos?"

ander, da durch die genaue Beschreibung des „Ent-
cht zwangsläufig – relativiert wird, dass das Ereig-

ve Umstrukturierung bei Katastrophisierungen

Kognitive Umstrukturierung. Die Neuorganisation von Überzeugungen, Ansichten, Interpretationen und Wahrnehmungsprozessen wird als kognitive Umstrukturierung bezeichnet. Sie besteht zumeist aus einer Infragestellung oder Widerlegung der bisherigen, problemerzeugenden Sichtweisen, der Formulierung von Alternativen und dem Aufbau von problembewältigenden Selbstinstruktionen. Eine tief greifende kognitive Umstrukturierung bei starkem Problemdruck erfordert i.d.R. neues Handeln entgegen den alten Überzeugungen. Das bisherige Vermeidungsverhalten wird kognitiv vorbereitet und zumeist mit einem abgestuften Übungsplan unterbrochen. Neue Verhaltensalternativen werden parallel zu den neuen Kognitionen trainiert. Training beinhaltet stetige Wiederholungen über einen längeren Zeitraum. Die Umstrukturierung ist also weder theoretische Debatte noch einmalige Mutprobe. Sie umfasst die Ganzheit aus Wahrnehmen, Denken und Handeln in Form eines der Problemschärfe angepassten aktiven Prozesses.

Ein Klient wird von seiner geheimen Freundin erpresst, er solle mehr Zeit für sie aufbringen, sonst würde sie seiner Frau reinen Wein einschenken. Zudem naht der Hochzeitstag. Der Klient beschreibt sein Problem mit den Worten: „Wenn meine Frau erfährt, dass ich ein Verhältnis habe, wäre das die absolute Katastrophe, deshalb habe ich absolute Panik davor!"

Der Berater verfolgt die zweigleisige Strategie, die befürchteten Folgen zu präzisieren und zugleich deren Bewertung als Katastrophe in Frage zu stellen: „Angenommen, dieser in Ihren Augen schlimmstmögliche Fall würde eintreten, was würde passieren?"

Klient: „Das würde sie nicht verkraften."

Berater: „Gibt es Frauen, die so etwas je verkraftet haben?" (Auflösung der Generalisierung.)

Klient: „Sicher. Aber ich will das nicht."

Berater: „Verstehe ich gut. Das ist unangenehm für Sie."

Klient: „Ja."

Berater: „Doch was ist daran katastrophal?" (Auflösung der Katastrophisierung.)

Klient: „Alles."

Berater: „Weil?"

Klient: „Weil dann alles kaputt ist zwischen uns."

Berater: „Wie kommen Sie darauf?" (Sog. naive Frage zur Entkräftung der befürchteten Folgen.)

Klient: „Hm, tja, immer, wenn ich genauer hinsehe, kommen mir Zweifel."

Berater: „An?"

Klient: „Ob das wirklich so schlimm ist alles oder ich da schwarz male."

Berater: „Malen Sie einmal grau! Beschreiben Sie einmal, was Sie meinen, was wirklich passiert." (Direktive Klientenaktivierung zum Aufbau kognitiver Alternativen.)

Klient: „Vielleicht Riesenenttäuschung und einige Zeit Vorwürfe. Und dann Versöhnung (lacht)."

Berater: „Und das wäre katastrophal?" (Fokussierung auf die Auflösung der Katastrophisierung.)

Klient: „Die Versöhnung nicht. Nein, die Enttäuschung auch nicht. Das wäre aber unangenehm."

Berater: „Ja, das versteh ich gut. Wenn Menschen ihre Geheimnisse lüften und andere enttäuscht sind, finden das viele schlecht. Mir ist hier wichtig zu unterscheiden, was ist eine unangenehme Lage und was ist eine Katastrophe."

Klient: „So gesehen ist das keine Katastrophe, aber eben misslich."

Berater: „Auf immer und ewig?" (Reaktivierung der Befürchtung.)

Klient: „Nein, nur eine Zeit lang. Ich glaube ja nicht wirklich, dass meine Frau mich verlässt. Ich glaube, es geht mehr um mein schlechtes Gewissen."

Berater: „Wenn jemand ein schlechtes Gewissen hat, so wie Sie, wie denkt der in dem Moment über sich selbst?"

Klient: „Ganz schlimm."

Berater: „Was sagt sich jemand, der seine Fehler akzeptiert, aber sie nicht gut findet?" (Umstrukturierung der Selbstabwertung.)

Klient: „Ich mache eben Fehler. Ich will das nicht und wollte, ich hätt's nicht getan, aber so war es! Jetzt ist keinem geholfen, wenn ich nicht dazu stehe und mir Selbstvorwürfe mache."

Berater: „Ich finde, Sie haben völlig Recht." (Bestätigung funktionaler Gedanken.)

Klient: „Geht denn das so einfach?"

Berater: „Ich glaube, wenn jemand gewohnt ist, sich als was Schlechtes zu betrachten für seine Handlungen, die er nicht mag, ist das schwer, das so zu sehen. Welche Überzeugung müsste so jemand aufbauen?" (Fokussierung auf realistischen Veränderungsprozess.)

Klient: „Der müsste sich davon überzeugen, dass er Fehler haben darf, ohne deshalb ein total schlechter Mensch zu sein."

Berater: „Ja."

Als Hausaufgabe erhielt der Klient die Bester-Freund-Aufgabe (s. 7.2): „Was würden Sie Ihrem besten Freund raten, wenn er sich so verhalten hätte wie Sie und sich dafür fertig macht?" Der Klient lernte dabei, seine Überzeugung zu festigen, dass er sich nicht verurteilen muss, wenn er sein Handeln schlimm findet, und dass deshalb die Enttäuschung seiner Frau nichts Katastrophales ist, sondern eine Reaktion, die er unangenehm findet, aber verarbeiten kann.

Anwendungsbeispiel: Wenn der Klient das Unmögliche sucht

Manchmal gibt es im Leben nur A oder Nicht-A, keinen dritten Weg („Tertium non datur"). Viele Menschen suchen aber die unmögliche Lösung eines Problems. Sie wollen weder A noch Nicht-A. Wenn es aber keinen dritten Weg gibt, kann der Berater dies sehr deutlich machen:

Klientin: „Wenn ich mich meinem Mann widersetze, wird er sich trennen. Das will ich nicht."

Berater: „Dann müssen Sie das weiter mitmachen."

Klientin: „Das will ich auch nicht."

Berater: „Kann ich sehr gut verstehen. Was ist für Sie schlimmer, Mitmachen oder Trennung?"

Klientin: „Beides genauso."

Berater: „Dann ist es egal, was Sie tun."

Klientin: „Aber ich will es nicht mehr."

Berater: „Das kann ich sehr gut verstehen. Dann müssen Sie sich trennen."

Klientin: „Das halte ich auch nicht aus."

Berater: „Dann müssen Sie sterben."

Klientin: „Wie?"

Berater: „Wenn Sie zwischen zwei Dingen die Wahl hätten, die Sie nicht aushielten, müssten Sie sterben. Wenn Sie sie doch aushielten natürlich nicht."

Klientin: „So ist das nicht gemeint."

Berater: „Sondern wie?"

Klientin: „Das ist beides sehr schwer für mich, echt heavy."

Berater: „Das verstehe ich gut."

Klientin: „Tja, ich übertreibe natürlich! Ich halte das ja auch schon lange aus. Aber ich sehe mich hier doch in einer Lage, wo ich beide Möglichkeiten heavy finde."

Berater: „Das ginge mir auch so. Welche der beiden Möglichkeiten ist denn heavier?"

Klientin: „Am Anfang vielleicht die Trennung, aber insgesamt würde das besser sein."

Berater: „Obwohl Sie dann ganz allein sind und auf all die gewohnte Nähe verzichten müssen?"

Klientin: „Ja, das geht ja vorüber."

Berater: „Dennoch ein hoher Preis!"

Klientin: „Ja, aber den muss ich zahlen, wenn ich endlich was verändern will. Nur ganz geheuer ist es mir noch nicht."

Berater: „Kann ich sehr gut nachempfinden. Das wäre etwas völlig Neues für Sie. Vielen Menschen ist so was erst mal nicht geheuer."

Klientin: „Okay. Ich gebe mir noch einige Tage dafür. Ich glaube aber, meine Entscheidung steht schon."

Auswertung. Der Berater konfrontiert mit einer unausweichlichen Wahl. Während die Klientin etwas Unmögliches sucht, nämlich Veränderungen in ihrer Ehe ohne jedwedes Risiko, spiegelt der Berater konstant die Konsequenzen sowohl des Nichtstuns als auch eines möglichen Widerstandes gegen Handlungen ihres Mannes. Der Berater hilft bei einer Entscheidung, indem er nicht für die Klientin entscheidet, sondern die Handlungsalternativen mit ihren jeweiligen Konsequenzen von ihr herausarbeiten lässt und sie daran immer wieder erinnert. Die lähmenden Kognitionen werden dabei von der Klientin selbst neu eingeschätzt. Der Berater leistet eine Hilfestellung beim Abwägen, indem er nach der Alternative des geringeren Übels fragt, als die Klientin ausdrückt, dass sie beide Möglichkeiten, die sie hat, nicht möchte. Er ermöglicht ihr eine Relativierung überzogener Befürchtungen, indem er die Kognition der Katastrophisierung, des vermeintlichen Nicht-Aushalten-Könnens, überzieht und damit humorvoll konfrontiert. Diese Intervention verwendet der Berater nur, wenn der Rapport gut ist und die Klientin auf diesen Stil anspricht – das hat er zuvor (außerhalb dieses Gesprächsausschnittes) mit viel Fingerspitzengefühl getestet. Nachdem die Klientin entscheidet, dass sie das Risiko eines Aufbegehrens gegen den Mann doch tragen kann und möchte, spiegelt der Berater nochmals die möglichen negativen Konsequenzen (Verlusterleben nach einer Trennung), um die Entscheidung in einer Art Advocatus-Diaboli-Übung nochmals abzuklopfen und Zweifel zu bedenken. Für die von der Klientin formulierte Entscheidungsschwierigkeit zeigt der Berater Empathie und diskutiert diese als sehr verständlich und unvermeidlich, um selbstabwertende Kognitionen der Klientin über ihre Probleme abzumildern.

Die „Anti-Drückeberger-Therapie"

Der Kognitive Verhaltenstherapeut verwendet viele weitere Techniken, die für eine Kognitive Beratung oder Kurztherapie zu zeitaufwendig und weitgehend sind. Dazu zählen Imaginationsübungen, gezielte Hausaufgaben, Therapieprotokolle, Konfrontations- und Expositionsübungen. Das gesamte verhaltenstherapeutische Instrumentarium ist Bestandteil der Kognitiven Verhaltenstherapie. Schon die Arbeiten von Ellis (z.B. 1962, 1990 S. 155ff., 1994, 1996) drängen förmlich auf die motorische Ebene, zum Aufbau neuer Kognitionen durch konkretes Verhalten. Eine neue Überzeugung aufzubauen heißt immer, so zu handeln, als ob die alte Überzeugung nicht gilt. Man beweist sich die neuen Kognitionen durch neues Handeln und überprüft bzw. widerlegt die alten Sichtweisen und Gedanken. Die Therapie von Ellis wurde manchmal als „Anti-Drückeberger-Therapie" bezeichnet. Der kognitive Ansatz war von Anbeginn lösungs- und zukunftsorientiert, lange bevor es therapeutische Richtungen gab, die diese Idee als eigenständige Therapie ausarbeiteten (Übersicht: Bamberger, 2001). „Vergessen Sie Ihre Vergangenheit!" (Ellis, 1990, S. 95ff.) ist ein gegen die Psychoanalyse gerichteter Anwurf. Er deutet die Fokussierung auf die Gegenwart und Zukunft bereits in seinen ersten Arbeiten zur Rationalen Therapie (Ellis, 1958) an.

Die nach vorn gerichtete konkrete Übungsplanung und Verhaltenstrainings gehören als integraler Bestandteil zum kognitiv-verhaltenstherapeutischen Konzept. Therapeutische Expositionen und Hausaufgaben (Übersicht: Wendlandt, 2002) sind integraler Bestandteil und Motor der kognitiven Umstrukturierung. In der Beratung können Verhaltensübungen nur in sehr geringem Umfang durchgeführt werden. Diese nicht-therapeutischen Beratungsübungen sind am Ende dieses Kapitels erläutert. In der Kognitiven Beratung arbeiten wir ohne langfristige Planung, da wir nur über wenig Kontaktzeit mit dem Klienten verfügen.

Die Arbeit mit dem ABC-Modell stößt in der Beratung an Zeitgrenzen. In der begrenzten Sitzungszeit kann das Modell nicht erklärt und in seiner ganzen Breite ausgeführt werden. Dennoch kann ein Berater mit diesem Modell als Hintergrundfolie die Gespräche strukturieren und hilfreiche Ad-hoc-Dialoge aufbauen, das Modell implizit anwenden. In der kognitiv orientierten Kurztherapie ist die vom Patienten verfasste Schriftform einer impliziten Arbeit mit dem ABC-Modell vorzuziehen. Durch ausführliche Einführung in das Modell lernt der Klient, es selbstständig anzuwenden und langfristig damit zu arbeiten. Der Therapeut schleicht sich aus. Dadurch werden Eigenaktivität und Autonomie des Klienten gestärkt. In der Beratung hingegen wird das Modell oder auch nur die Teile davon, die auf zentrale Denkfallen zielen, unerklärt angewendet. Die weiteren Kapitel vermitteln die detaillierte Anwendung auch unter Einbeziehung aller am

Anfang des Buches besprochenen Basisvariablen, so dass ein rundes Handlungskonzept aufgebaut wird, aus dem die einzelnen Elemente isoliert geübt und vorbereitet werden.

Mit der folgenden Checkliste können Sie während oder nach den Gesprächen die häufigsten Ausrutscher reflektieren und Abhilfe planen, indem Sie sich auf die Punkte besonders konzentrieren oder sich kleine Spickzettel mit Anweisungen schreiben. Diese können Sie vor sich auf den Tisch legen oder an die Wand pinnen. Klienten beachten die Zettel übrigens in der Regel gar nicht. Und selbst wenn: Welche Zacke bricht Ihnen aus der Krone, wenn Sie sagen: „Damit erinnere ich mich daran, ganz besonders darauf zu achten, mich noch besser auf XYZ zu konzentrieren?" Sie werden damit zugleich zu einem wertvollen Lernmodell, das zeigt, wie man Probleme angehen kann, dass niemand perfekt ist und man eher selten daran stirbt, wenn andere wissen, dass man an sich arbeitet.

Checkliste zur Anwendung des ABC-Modells

▶ Nur ein Problem gleichzeitig bearbeiten.
▶ Das implizite oder explizite Aufstellen eines ABCs von der Bearbeitung der Kognitionen trennen.
▶ Fragen, die nicht beantwortet wurden, geduldig und konsequent wiederholen.
▶ Widerstand und Abschweifungen als Teil der Arbeit akzeptieren.
▶ Statt einer kämpferischen eine zugewandte Haltung bewahren.
▶ Aktivierende Fragen stellen statt Belehrungen abgeben (arbeiten Sie nicht mehr als Ihr Klient!).
▶ Akzeptieren, dass nicht jeder bereit ist, den Preis für Veränderungen zu zahlen.
▶ Statt eigener Deutungen fragen, was der Klient denkt (Hold your horses!).
▶ Die eigenen Gefühlsregungen auf Angemessenheit überprüfen.

3.3   Beratungsdiagnostik

3.3.1   Leitfaden zur Differenzierung beratbarer Probleme

Rapport und Pacing. Typische Merkmale Kognitiver Beratung sind Strukturiertheit und Zielgerichtetheit. Wie in den vorigen Abschnitten gezeigt, wird in diesem Buch ein empathisches Konzept vertreten, im Rahmen dessen ab einem gewissen Zeitpunkt allerdings stringent und effizient interveniert wird. Der Klient wird durch den Aufbau von Rapport und durch das Pacen seines eigenen Tempos nicht überfordert, aber doch in kleinen Schritten gepusht, ein wenig weiterzukommen. Aber wohin? Kognitive Verhaltenstherapie ist der Intention nach in der Regel methodendirektiv, aber nicht zieldirektiv. In unserer Philosophie verfügen wir über keine letztgültige Instanz, die über das wahre, richtige oder gute Leben entscheiden könnte. Damit sind wir zugleich ein Lernmodell, da wir die Auflösung der Richtig-Falsch-Denkfalle durch unser beraterisches Tun vorleben. Der Klient entwirft seine Ziele selbst. Dabei kann Beratung auch hilfreich sein, indem Ziele hinterfragt oder z.B. durch weiterführende Fragen neue Möglichkeiten eröffnet werden. Um einen kognitiven Gesprächsleitfaden und Zielperspektiven zu entwickeln, erfassen wir zunächst den Ist-Zustand und sortieren ihn nach verschiedenen Kategorien.

Die Kunst der Einfachheit. Die Geordnetheit, das Entwirren und Zerlegen in kleine Schritte, das Anpacken und die Zukunftsperspektive sind verhaltenstherapeutische Merkmale, die kognitiv orientierte Therapeuten aufgegriffen und ausgearbeitet haben. Die Kunst der Problemlösung liegt in der Einfachheit, nicht in der komplizierten Verstrickung diverser Problemebenen. Deshalb steht am Anfang der Kognitiven Beratung ein genaues Erkennen und Unterscheiden von Problemfeldern. Wer Probleme nicht klar benennen kann, kann zu ihrer Lösung nicht viel beitragen. Ein plakativer Satz, der mir in der Beraterschulung oft Murren einhandelt, ist: „Wenn du das Problem deines Klienten nicht in drei Sätzen beschreiben kannst, hast du ihn nicht verstanden." Ein amerikanischer Präsident soll gesagt haben: „Wenn ich wenig Zeit habe, schreibe ich eine lange Rede. Wenn ich viel Zeit habe, eine kurze." Die zusammenfassende wohlsortierte Darstellung erfordert Arbeit und Training. Aber die geordnete Knappheit besitzt immense Vorteile: Wir sehen den Wald vor lauter Bäumen wieder, gewinnen Überblick und eine Veränderungsperspektive. Wir verfügen über einen roten Faden, der uns im Problemdschungel die Übersicht bewahren lässt. Ein solcher Leitfaden kommt mit nur drei Ebenen aus: Information, Verhalten und Emotion.

Information
Der Klient benötigt Informationen darüber, wo man Ansprechpartner, Selbsthilfegruppen, Freizeitgruppen, Behörden, Stellen des Gesundheitswesens findet.
▸ Präzisierungsfragen: „Kennen Sie schon einige Einrichtungen?" „Was genau suchen Sie?"
▸ Quellen: Karteien, Zeitschriften, Verzeichnisse.
▸ Brückenfragen (da Info-Anfragen oft ein Eintrittsticket für die Beratung darstellen): „Möchten Sie mit mir auch einmal darüber sprechen?" „Möchten Sie dazu auch ein Beratungsgespräch?" „Kann ich Ihnen auch helfen, wenn Sie sich hier einmal über das Thema aussprechen?" „Haben Sie in diesem Zusammenhang auch Sorgen oder Schwierigkeiten, über die Sie mit mir sprechen möchten?"

Verhalten
Auf dieser Ebene möchte der Klient nicht wissen, wo und was, sondern wie. Er möchte wissen, wie man eine Kontaktanzeige formuliert, wie man Leute anspricht, wie man sich an einem bestimmten Ort kleidet. Manche wollen wissen,

wie sie sich in einer Bar am besten präsentieren, jemanden ansprechen, wie sie ihrer Partnerin etwas am besten sagen, wie sie in Gesprächen fruchtlose Streitereien vermeiden können usw. Diese Fragen hängen zumeist mit emotionalen Problemen (s.u.) zusammen. Das Verhalten ist aber in unserem Beratungsansatz auch eine Schlüsselkategorie, an der parallel zum emotionalen Problem direkt angesetzt wird. Das Verhalten ist oft ein Vehikel, um den kognitiv-emotionalen Bereich zu verändern, der dann bewusst mitbearbeitet wird. Günstig ist ein Zugang über den kognitiv-emotionalen Bereich. Präzisierungsfragen sind hilfreich: „Was hat Sie bisher daran gehindert, verschiedene Wege auszuprobieren oder das zu üben?" Nach der Bearbeitung dieser Fragen kann das Verhaltensdefizit angegangen werden. Hilfreich zur weiteren Analyse sind die verhaltenstherapeutischen Begriffe Exzess, Defizit bzw. unangemessene Strategie und Aktivum. Weniger klinisch klingen folgende Fragen: „Was machen Sie zu viel oder zu wenig, und was schaffen Sie gut?"

Emotion

Zur besseren Orientierung bei der Bearbeitung unangemessener Gefühlsreaktionen dient ein Modell, mit dem Sie Gefühle treffsicher erkennen und von Gedanken, Situationen und Kognitionen unterscheiden. Dazu benötigen Sie ein Begriffsystem, dass eindeutige Zuordnungen erlaubt. Sprache ist allerdings kein algorhythmisches System, in dem nur eineindeutige Bezeichnungen existieren. Vielmehr gehen viele Problemebenen durcheinander. So umfasst z.B. der Begriff Einsamkeit sowohl einen realen oder eingebildeten (kognitiv erzeugten) Zustand als auch Wertungen („schrecklich!", „hoffnungslos!") und verschiedene Gefühle (z.B. Trauer, Niedergeschlagenheit, Angst, Ärger). Wenn wir Gefühlsprobleme erkennen und bearbeiten möchten, benötigen wir ein Modell der grundlegenden Gefühlsrichtungen, mit dem wir sie erkennen. Folgendes Raster ist ein Vorschlag, um Emotionen deutlich zu benennen und zu unterscheiden.

Gefühle	Kognitionen
Freude	Toll! Welch ein Gewinn! Wie schön!
Zuneigung/Liebe	Was für ein netter Mensch!
Trauer, Bedauern	Wie schade! Was für ein Verlust!
Ärger/Wut	Unerhört! Das darf doch nicht wahr sein! Frechheit!
Scham	Wie peinlich! Das ist schlimm von mir!
Angst/Panik	Bedrohlich! Gefährlich! Das könnte schrecklich werden!
Depremiertheit	Wie aussichtslos/sinnlos/hoffnungslos alles ist!
Neutrales Gefühl	Egal. Unwichtig.

Dies ist *eine* Möglichkeit, Gefühle zu benennen und die dazugehörenden Gedanken zu sortieren. In der Umgangssprache gibt es davon viele Abweichungen und viele Ungenauigkeiten. Wichtig ist eine genauere Benennung von Gefühlen, damit Berater und Klient sich verständigen und Missverständnisse minimieren können – und damit jemand auch für sich selbst die unterschiedlichen Gefühle klären kann, wenn sich mehrere Reaktionen vermischen und ein für ihn nicht bearbeitbares Gefühlsknäuel entstanden ist. Da die Bearbeitung emotionaler Probleme eine zentrale Rolle bei der Veränderungsarbeit einnimmt, nehmen wir die Begriffe hier genauer als im Alltag.

Um Verwirrungen zu vermeiden, fehlen in dem Modell alle Körperempfindungen wie Kälte, Hunger, Müdigkeit etc. Auch physiologische Begleiterscheinungen, die jeweils zu verschiedenen Emotionen gehören können, wie Zittern, Herzrasen, Atemnot, Anspannung, Entspannung, sind in diesem Modell keine Emotionen, denn um sie bearbeiten zu können, brauchen wir erst Informationen darüber, zu welchen Emotionen sie gehören. Die Emotionen sind in der Regel die Vermittlungsvariablen, um auf physiologische Zustände einwirken zu können. Ebenso sind Mischmaschwörter wie Eifersucht, Gier und Neid zu vermeiden, weil sich hinter ihnen zahlreiche Gefühle verbergen können, die differenziert werden müssen, um über sie die Kognitionen, die sie mit bedingen, zu bearbeiten.

Eine Formulierung wie „Meine Gedanken machen mich krank" deutet auf den Zusammenhang zwischen Emotion und Kognition hin. Gedanken sind dann problematisch, wenn sie zu unangemessenen Emotionen oder Verhaltensweisen führen. Wir arbeiten zwar bei allen Problemen an den Gedanken, aber das Kriterium für ein Problem ist (fast) nie, dass jemand etwas denkt, sondern ob sein Denken zu Gefühls- oder Verhaltensproblemen führt. Daher sind unsere Ordnungskriterien die Emotion und das Verhalten. Von diesen Kategorien aus erforschen wir die problemauslösenden oder -aufrechterhaltenden Kognitionen, um sie zu verändern. Die nachfolgende Aufstellung vermittelt eine Übersicht über spezifische Fragen der Kognitiven Verhaltenstherapie (KVT) zur Auflösung unklarer Formulierungen – bezogen auf Emotion und Problem.

KVT-spezifische Fragen zur Auflösung von Unklarheiten

Irgendwie weiß ich auch nicht, wo da in Situation X mein Problem ist.	Mit welchem Gefühl reagieren Sie in dieser Situation?
Ich fühl mich dann irgendwie so mies.	Welches miese Gefühl meinen Sie? Welche miesen Gefühle kennen Sie? Alternativ-(Direktiv)-Fragen: Meinen Sie mit mies eher X oder eher Y? (Gefühle in die Variablen einsetzen.)
Das ist irgendwie so ambivalent.	Beschreiben Sie bitte beide Seiten der Medaille (dieses einerseits/andererseits).
Vom Kopf her weiß ich das ja, aber vom Gefühl her reagiere ich anders.	Weil Sie das vom Gefühl her wie sehen?

> **Übung: Auflösen von Schwammsätzen.** Formulieren Sie selbst eine Reihe von Schwammsätzen sowie die entsprechenden Fragen zum Erkennen der Emotionen und Probleme in den KVT-Kategorien. Üben Sie dies auch mit einem Kollegen im Rollenspiel. Einer der Beteiligten drückt sich so unklar wie möglich aus, der andere trainiert das klärende Fragen.

3.3.2 Beratung oder Therapie? Ein Abgrenzungsprogramm

Das im Folgenden dargelegte Konzept zur Anwendung der kognitiven Methodik berücksichtigt die spezifischen Anforderungen des Beratungssettings und wird all den Settings gerecht, die keinen Raum für explizite Einführungen in das ABC-Modell der Kognitiven Verhaltenstherapie bieten und die aufgrund der Kürze der Kontakte auch keine längeren Anamnesen zulassen. Das Vorgehen ist in drei Phasen gegliedert, die – anders als in einer geplanten und durchstrukturierten Langzeittherapie – nicht ausschließlich chronologisch bearbeitet werden. Die Screening-Phase dient dazu, Problemreaktionen zu erkennen und einzuschätzen, inwieweit Beratung oder Therapie indiziert ist. In der Arbeitsphase werden mit kombinierten Techniken Hauptirrationale herausgearbeitet und ad hoc angegriffen. Die entweder als Hausaufgabe ausgegliederte oder an die Arbeitsphase unmittelbar anknüpfende Verankerungsphase dient dazu, neue Erkenntnisse zu trainieren bzw. Handreichungen für den Klienten zum weiteren Training auch in vivo zu geben. Da die anamnestischen Informationen bei Kurzkontakten häufig unzureichend sind, werden Rückkopplungen vor allem von der Arbeitsphase zurück in die Phase des Screenings vorgenommen. Anwendungsbeispiele und Trainingseinheiten gewähren einen umfassenden Einblick in den Einsatz einer modifizierten KVT-Methodik zum Erkennen und Bewältigen emotionaler und behavioraler Schwierigkeiten in Beratung, Begleitung und Betreuung.

Das 3 Phasen-Modell Kognitiver Beratung und Kurztherapie
I. Screening-Phase
▶ Erfragen von unangemessenen emotionalen und behavioralen Reaktionen sowie typischen Situationen, in denen der Klient damit reagiert.
▶ Prüfen: Sind diese Reaktionen von pathologischer Quantität oder geringfügig, generalisiert oder punktuell? („Reagieren Sie häufig so?" „Wie stark ist Ihr Gefühl auf einer Skala von 0 bis 100?")
II. Arbeitsphase
▶ Arbeitsauftrag einholen, an einer unangemessenen Reaktionsweise nicht pathologischer Intensität zu arbeiten.
▶ Typische Situationen auswählen und darauf fokussieren.

- ▶ Implizit ABC-Modell einführen („Verstehe ich Sie richtig, dass Sie in der Situation X denken: Das ist so und so, und das bedeutet das und das, und das finde ich so und so. Und deshalb fühlen Sie sich so und so?").
- ▶ Ziele des Klienten erfragen, disputieren und direkt in die Bearbeitung springen.

III. Verankerungsphase

Übungen durchführen, die neue Einsichten aus der Disputation einüben. Weitere Übungsmöglichkeiten für den Alltag vorschlagen. Da in der Beratung und Kurztherapie wenig Zeit bleibt, in Modelle einzuführen und Strukturen zu üben, können wir den Patienten nur Übungen vorschlagen, die an das ABC-Modell angelehnt sind, ohne dies explizit zu erklären. Die Disputation wird also nicht (nur) ABC-verankert geführt, sondern auch allgemeiner. Das ABC-Modell fungiert aber als Interventionskompass im Hintergrund. Außerdem wird ohne therapiespezifische Ausdrücke, also ausschließlich mit anschaulichen umgangssprachlichen Worten gearbeitet.

Die drei Phasen der Kognitiven Beratung und Kurztherapie gehen einerseits chronologisch ineinander über. Es wird aber aufgrund der sehr kurzen diagnostischen Phase immer wieder von der Arbeitsphase zum Screening zurückgegangen, wenn Probleme erwähnt werden, die im Screening noch nicht erfasst wurden. Wenn bereits die fortgeschrittene Phase der Verankerung der neuen Einsichten begonnen wurde, sollte das Screening zumindest mit hoher Wahrscheinlichkeit abgeschlossen sein – sonst würden Übungen begonnen, während wesentliche Probleme übersehen wurden, und der Klient würde überfordert oder auf einem Nebenschauplatz beschäftigt. Während in der Therapie in der Regel erst nach einer ausgedehnten Diagnostik in die Arbeitsphase gewechselt wird, muss der Berater flexibler sein. In den wenigen Momenten der Exploration können zu viele Dinge übersehen werden.

Ablaufplan im 3-Phasen-Modell
Screening ↔ Arbeitsphase → Verankerung

Unterschiede zwischen Beratung, Kurztherapie und Langzeittherapie

Beratungsklienten unterscheiden sich oft durch geringeren Leidensdruck, geringere Motivation für langfristige Veränderungsarbeit sowie geringeres Problembewusstsein von therapiesuchenden Klienten. Beratungsstellen oder Krankenhäuser mit psychosozialer Betreuung gehören zu den Institutionen, in denen mangels Zeit, Kontinuität und Motivation der Probanden eher selten explizit therapeutisch gearbeitet werden kann.

Unter Langzeittherapie wird die gezielte Veränderungsarbeit an emotionalen Problemreaktionen mit 50-minütigen wöchentlichen Sitzungen und einer Planung ab 25 Stunden verstanden. Die Kognitive Beratung und Kurztherapie sind dagegen für folgenden Anwendungsbereich gedacht:

▶ ein- bis fünfmalige Kontakte zum Klienten sind möglich (Kurztherapie 10–25 Sitzungen)
▶ es liegen keine extremen emotionalen Probleme vor; die Klienten reagieren mithin gelegentlich und im Einschätzungsbereich von 0 bis 100 mit einer Intensität von etwa max. 75 (erkennbare ausdifferenzierte klinische Bilder im Sinne ICD, Dilling et al., 1993, oder DSM, APA, 1995, gelten in diesem Konzept als Ausschlusskriterium, um hieran nicht in der Beratung zu arbeiten, sondern stattdessen Therapiemöglichkeiten zu eröffnen und an einer Therapiemotivation zu arbeiten). Das Vorliegen solcher klinischer Probleme schließt nicht aus, dass an anderen geringer gradigen Problemen in der Beratung gearbeitet werden kann
▶ Therapeut oder Therapeutin hat eine beratende Funktion; eine längerfristige therapeutische Beziehung steht gar nicht in Aussicht
▶ der Klient sucht schnelle Hilfe, hat aber keine Motivation für die langfristige Therapie
▶ Kurzsettings der Begleitung, Betreuung und Beratung, in denen neben anderen betreuerischen Aufgaben auch den Zielen des Klienten unangemessene emotionale Reaktionen angesprochen werden.

Die Unterschiede zwischen Beratung und Kurztherapie einerseits und Langzeittherapie andererseits lassen sich quantifizieren: In der Beratung verfügen wir über weniger Zeit, geringere Einwilligung in Veränderungen und meistens sehr viel weniger Daten über das Leben des Klienten. Aus diesen Gründen ist eine größere Aufmerksamkeit gegenüber Informationslücken und ein Zurückspringen in das Screening sinnvoll. Außerdem ist es wenig hilfreich und geradezu Misserfolge provozierend, wenn zu starke Probleme beraterisch angegangen werden.

Unterschiede zwischen Beratung, Kurztherapie und Langzeittherapie
▶ Anzahl der Kontakte in der Beratung: 1–5 Stunden; Kurztherapie: 10–25 Stunden; Langzeittherapie: 25–80 oder mehr Stunden
▶ Arbeitsbereitschaft: in der Beratung kleiner als in der Therapie
▶ Leidensdruck: in der Beratung kleiner als in der Therapie oder nur punktuell vorhanden
▶ Diagnostik: in der Beratung ungesicherter als in der Therapie
▶ Problemintensität: in der Beratung kleiner als in der Therapie oder gleich groß, aber nur punktuell
▶ Problemextension: in Beratung kleiner als in der Therapie

	Beratung	Kurztherapie	Langzeittherapie
Anzahl der Kontakte (in Einzelfällen sind Abweichungen sinnvoll)	In der Regel 1–5 Stunden oder mehr, z.B. bei Nebenher-Kontakten während betreuerischer Aufgaben	I.d.R. 10–25	25-X
Veränderungsbereitschaft	Oft zunächst gering (bei Erstkontakt oft keinerlei Bewusstsein über eigene Anteile am Problem; gesucht wird lediglich Rat oder Information)	Stärker (Einwilligung in therapeutischen Prozess setzt Motivation zur Veränderung voraus – dem Klienten ist nicht immer bewusst, was Veränderung genau bedeutet)	
Problemintensität	Bei beratbaren Problemen gering bzw. punktuell (bei therapiebedürftigen Problemen kann Problemintensität ein Kriterium sein, Therapiemotivation aufzubauen)	Stark (jemand, der einwilligt, regelmäßig zu erscheinen und zu üben, verspricht sich davon auch etwas)	
Problemextension	Bei beratbaren Problemen gering und punktuell eingegrenzt	Die Ausdehnung des Problems umfasst mindestens einen für das psychische Wohl wesentlichen Bereich	Die Ausdehnung der Probleme kann das gesamte Verhalten und Empfinden umfassen
Diagnostik	Unsicher, da keine Anamnese erfolgt	Anamnese und Befunde in kurzer Form (möglicherweise fehlen wichtige Daten)	Anamnese und Befunde vorhanden, daher gesichertere Diagnostik
Beispiele für Problemfelder	Informationsdefizite, Verhaltensunsicherheiten, Kontaktschwierigkeiten; Probleme mit Entscheidungen, Trennungen, sozialen Kontakten; Orientierungsfragen für Therapie oder Selbsthilfegruppen; Konfliktklärung und Verarbeitung belastender Erlebnisse; leichtere oder punktuelle emotionale Probleme	Partiell ausgeprägte Störungen, die nicht das gesamte Leben einer Person betreffen, z.B. isolierte Phobien oder ausgewählte Teile einer größeren klinischen Problematik, die insgesamt nicht behandelt werden soll (begrenzter Arbeitsauftrag)	Ausgeprägte Störungen wie Depressionen, Ängste und Phobien, somatoforme Störungen, Persönlichkeits-, Entwicklungs- und Verhaltensstörungen, Süchte, schizophrene oder schizotype Störungen, Wahn, organisch bedingte und substanzinduzierte psychische Störungen

3.3.3 Beratbare und beratungsunzugängliche Probleme

Klienten mit schweren Problemen, die in einer Beratung nicht erfolgreich bearbeitet werden können, praktizieren oft Beraterhopping. Sie beginnen immer wieder mit einem anderen Berater, ihre Problematik zu besprechen. Oft wird ihnen nicht vermittelt, dass sie Therapie bräuchten und ein Beratungsgespräch völlig ungeeignet ist, um zu beginnen, z.B. schwere Depressionen zu bearbeiten. Der Misserfolg ist vorprogrammiert. Die Klienten bekommen dabei jeweils ein bis drei Gespräche bei einem Berater nach dem anderen und in einer Einrichtung nach der anderen oder sogar parallel. Nach einer Anzahl solcher Stippvisiten gewinnen manche dann die Überzeugung: „Mir ist nicht zu helfen! Wenn es schon so viele versucht haben, dann ist das wohl alles aussichtslos!" In der Tat vermittelt ein Berater, der ein Problem zu bearbeiten beginnt, den Eindruck, dass Beratung der adäquate Weg ist, das Problem zu lösen. Wenn dies dann immer fehlschlägt, beginnt der Klient an sich selbst zu zweifeln. Oft wird nicht vermittelt bzw. nicht erkannt, dass kurzfristige Beratung nicht helfen kann, eine therapeutische Arbeit jedoch wahrscheinlich aussichtsreich wäre.

Der Berater versucht dann vielleicht ein Bruchstückchen Therapie, was zum Scheitern verurteilt ist, wenn der Klient hierauf nicht vorbereitet oder dazu nicht bereit ist. Und selbst wenn er es ist, hat das Kurzsetting eine so begrenzte Reichweite, dass dem Klienten weiterer Frust bevorsteht: Er sieht nach jeder Beratung, dass ihm nicht zu helfen ist, weil ihm nicht deutlich gemacht wurde, dass nicht Beratung, sondern nur langfristige Therapie hilfreich sein kann.

Ausschlusskriterien. In der Beratung ist es ein Fehler, bei erkennbaren schweren Symptomen keine Ausschlusskriterien anzulegen. Auch wenn aufgrund der unsicheren anamnestischen Daten bei Kurzkontakten nicht immer das Ausmaß eines Problems erkannt werden kann, können bei identifizierten emotionalen Problemen Checkfragen gestellt werden, um beratbare Probleme von beratungsunzugänglichen Problemen zu unterscheiden. Wenn nämlich solche Probleme, die nach therapeutischer Einschätzung nur durch mittel- bis längerfristige Veränderungsarbeit angegangen werden können, ins Zentrum der Beratung gerückt werden, wird dem Klienten nicht hinreichend deutlich, dass er eine Entscheidung für eine längerfristige Therapie treffen muss, wenn er etwas verändern möchte.

Screening-Phase. Gerade wenn therapeutische Methodik in Kurzsettings angewendet wird, ist es wichtig, zwischen beratbarem und therapierbarem Problem zu unterscheiden. Der Klient erhält dadurch Anhaltspunkte für seinen Entscheidungsprozess zur Therapie. Ansonsten wird motivationales und therapeutisches Kapital verspielt. Zu den Kontrollfragen, um solche Unterscheidungen zu treffen, dient die Screening-Phase, die im nächsten Abschnitt beschrieben wird. Das hier vorgelegte Konzept bietet dem Berater Möglichkeiten, typische kognitive Interventionen wie den Sokratischen Dialog (Stavemann, 2002a) sowie das Grundaxiom der Entstehung von Gefühlen durch Kognitionen ad hoc im beraterischen Gespräch einzusetzen.

Ziel. Besonderes Ziel ist dabei, dem Klienten auch im Kurzkontakt Möglichkeiten zu eröffnen, seine problemerzeugenden Denkweisen zu erkennen und sogleich selbstständig daran zu arbeiten. Anhand von Beispielen wird demonstriert, wie beratbare emotionale Reaktionen in ein oder zwei Sitzungen „angetaut" werden können und der Klient dazu angeleitet werden kann, den Veränderungsprozess zu beginnen und selbständig fortzuführen.

Im Beratungsprozess wird nicht der Anspruch erhoben, alle Probleme umfassend anamnestisch abzuklopfen. Demzufolge werden auch keine auf lange Sicht geplanten therapeutischen Übungsleitern entwickelt. Die Gefahr einer Verwechslung von Problem und Symptom wäre dabei hoch. Stattdessen werden die vom Klienten genannten Symptome auf ein emotionales Problem hin untersucht, das durch genaues Nachfragen in seiner Stärke eingeschätzt wird. Bei klinischer Intensität, etwa heftigen Panikattacken oder schwerer dauerhafter Depression, wird darauf hingewiesen, dass die Symptome des Klienten die Möglichkeiten einer Beratungssituation überschreiten, und therapeutische Angebote werden unterbreitet.

Fehleinschätzungen. Der kurze Beratungskontakt beinhaltet stets das Risiko von Fehleinschätzungen. Allerdings wäre der Schaden größer, wenn man Beratung überhaupt nicht durchführen würde bzw. an aufwendige probatorische Sitzungen koppeln würde. Beratung kann einen Zweck dort erfüllen, wo Klienten z.B. gar keinen Anlass haben, sich auf längerfristige Therapien einzulassen. Wollte man das Risiko von Fehleinschätzungen des Schweregrades einer Beeinträchtigung zur Gänze ausschließen, müsste Beratung abgeschafft werden. Der Berater kann indes mit besonderer Aufmerksamkeit berücksichtigen, dass er keine Anamnese vorliegen hat und im Zweifelsfall häufiger nachfragen muss, wenn er Probleme erkennt, die er zunächst übersehen hatte.

Beratung oder Therapie? Zusammengefasst sind Verhaltens- und Gefühlsreaktionen von langer und häufiger Dauer sowie hoher Intensität wie z.B. umfassende Selbstunsicherheit, Isolation, psychosomatische Symptome oder starke emotionale Reaktionen wie Panik oder umfassende Verzweiflung durch Beratung nicht behandelbar. Beratung kann dann lediglich zum Problembewusstsein beitragen und Therapiemotivation aufbauen helfen. Danach kann Veränderungswissen vermittelt werden, indem der Klient erklärt bekommt, was Therapie ist und wohin er sich wenden kann. Auch die Bearbeitung von Therapieangst kann für den ersten Schritt in eine Praxis hilfreich sein. Berater können durch ihr Wissen darüber und ihre Eigenerfahrung mit Therapien eine Entscheidungshilfe geben.

Berater können lernen, ihre Wahrnehmung schon bei kleinen Äußerungen dahin zu schärfen, ob jemand an einem unberatbaren, aber therapierbaren Problem leidet. Wichtige Indikatorwörter sind „immer", „nie", „nichts", „alles", „total", „schrecklich", „furchtbar", „verzweifelt", „hoffnungslos", „ausgebrannt", „am Ende" („Ich trau mir nie was zu." „Ich bin immer völlig down." „Ich habe nichts." „Alles ist schrecklich.").

> **Kontraindizierte Themen in der Beratung**
> (Ausgenommen sind hier Themen zum Aufbau von Therapiemotivation, informative Gespräche und Hilfsangebote vermittelnde Gespräche.)
> ▷ häufige starke emotionale Reaktionen
> ▷ Verhaltensexzesse und umfassende Verhaltensdefizite
> ▷ klinische Quantität der Probleme (z.B. Erfüllen von Diagnose-Kriterien aus dem ICD/DSM)
> ▷ bestehende Therapie/Beratung zu gleichem Problemfeld.

3.3.4 Fragetechniken zum Problemcheck (Screening-Phase)

Im ersten Schritt der Beratung und Kurztherapie wird das Problem deutlich gemacht bzw. findet der Klient im Sokratischen Dialog (Stavemann 2002a) selbst heraus, was das seinen Schwierigkeiten zugrunde liegende Problem ist. Während dies bei einer therapeutischen Einführung in das Modell der Kognitiven Verhaltenstherapie sorgfältig und ausgiebig vorbereitet wird, muss in der Kognitiven Beratung und Kurztherapie mangels Zeit in medias res gegangen werden und die Hypothese, dass das Problem geringer graduiert – also beratungszugänglich – ist, immer wieder überprüft werden. Eine Rückkopplungsschleife zum Intensitätstest (s.u.) wird also offen gehalten, da hier – anders als in der Therapie – keine hinreichende anamnestische Absicherung vorgenommen wurde. Das kann der Fall sein, wenn z.B. über eine Trennungsproblematik gesprochen wird, der Klient aber doch zu erkennen gibt, dass er sich nicht nur jetzt schlecht fühlt, sondern auch schon vorher und/oder andeutet, dass er insgesamt verunsichert und von Selbstzweifeln belastet ist. Der Kognitive Berater fährt dann nicht einfach fort, das Problem zu bearbeiten. Er geht kurz wieder zurück zu seinen Prüffragen und leuchtet die Intensität und Ausdehnung der Problematik nochmals aus.

> **Übersicht zur Screening-Phase**
> ▷ Qualität des Problems
> ▷ Quantität (Intensität/Extension)
> ▷ Entscheidung: Beratung, Kurztherapie oder Langzeittherapie?

„W-Fragen". Der Kognitive Berater kann das Problem durch Checkfragen auf Intensität und Extension prüfen. Mit dem Dreigespann „Wie häufig?", „Wie stark?", „Wie lange?" (… belastet Sie das, … reagieren Sie so, … fühlen Sie sich so?) gewinnt der Berater einen Eindruck von der Reichweite eines Problems. Wichtig dabei ist, unbeantwortete oder schwammig beantwortete Fragen konsequent neu zu stellen. Antwortet der Klient z.B. auf die Frage „Wie häufig reagieren Sie mit dieser Angst?" ausweichend: „Na ja, eben manchmal", kann der

Berater nachfragen: „Wie oft am Tag/in der Woche/im Monat?" Die Symptom- oder Problemstärke kann damit relativ genau ermittelt werden. Gerade in Beratungssituationen verwendet man möglichst keine technischen Ausdrücke wie Skala oder Häufigkeit, sondern umgangssprachliche Wörter und Bilder, wie Gradzahl auf dem Thermometer o.ä. Das Gebot: „Join the client where he is!" gilt in der Beratung ganz besonders, da die Motivation – anders als nach dem Entschluss zur Psychotherapie – noch recht gering sein kann. Bei jungen Klienten bewährt sich die Aufforderung: „Schätze deine Angst einmal ein – ist sie S, M, L oder XL?" Zumeist genügen aber auch Fragen wie „Eher sehr stark?" oder „Eher gering?".

Intensitätstest. Falls ein Klient keine Emotionen benennt, kann als Hilfskonstrukt auch gefragt werden, wie er seine Lebenszufriedenheit im letzten Jahr von 0 bis 100 einschätzt. Oft erhält man dann bereits eine deutliche Angabe über dauernde und intensive emotionale Beeinträchtigung, die man weiter differenzieren kann über die Frage: „Zufriedenheit empfinden Sie also kaum einmal, stattdessen spüren Sie welche Gefühle?"

Gelangt der Berater bei dieser Intensitätsprüfung und auch bei den Prüffragen zur Extension zu der Einschätzung, dass starke emotionale Probleme vorliegen, wird er diese nicht antherapieren, sondern dem Klienten die Möglichkeit einer Therapie eröffnen, ihn entsprechend informieren und gegebenenfalls Aussichtslosigkeits-Kognitionen bearbeiten („Mir kann doch eh nichts helfen.").

Die bereits angesprochenen „W-Fragen" zum Checken des Ausmaßes einer Problemreaktion sind in der folgenden Tabelle zusammengestellt. Dort sind auch Beispiele für ungenaue Antworten und Nachfragemöglichkeiten angeführt.

Basisfrage	Unklare Antwort	Nachfragen und Spezifizierung
Wie oft?	„Ganz schön oft."	Wie oft genau? Wie oft pro Tag/Woche/Monat/Jahr?
Wie stark?	„Ziemlich stark."	Auf einer Skala von 0 bis 100 wie stark? S, M, L oder XL?
Wie lange?	„Total lange."	Wie viele Minuten/Stunden?
Wie lange schon? (Seit wann?)	„Sehr lange."	Seit wie vielen Wochen/Jahren?
Wann zuletzt?	„Ist schon einige Zeit her."	Wann genau war das? An welchem Tag? Wie lange ist das genau her?
Was noch? Reagieren Sie auch in anderen Situationen mit diesem Gefühl/diesem Verhalten?	„Och, allerhand."	Wie viel Prozent Ihres Problems haben wir schon durch das bisher Gesagte erfasst?
Wann nicht? (Frage zur Überprüfung von Aktiva und Ressourcen)	„Selten."	Wie oft genau?

> **Übung: Fragen trainieren.** Diesen Abschnitt zu lesen ist etwas anderes, als seinen Inhalt zu trainieren! Die einfachen Fragen haben es in sich. Suchen Sie sich einen Übungspartner (möglichst einen Kollegen oder eine Kollegin), der einen Klienten mit möglichst ungenauen Antworten spielt. Fragen Sie immer wieder nach! Lassen Sie sich nicht ablenken, sondern führen Sie das Gespräch immer wieder auf den Punkt Ihrer Frage zurück. Wenn Sie keinen Übungspartner finden können, setzen Sie die Fragen schrittweise in Ihren Beratungen um.

3.3.5 Anwendungsbeispiele: beratbare und nicht beratbare Probleme

Hier noch einige Beratungsdialoge, die die Screening-Phase und die Abgrenzung von beratbaren oder therapierbaren Problemen veranschaulichen.

Anwendungsbeispiel: Wenn Beratung nicht erfolgreich sein kann
Ein Klient erzählt, er leide an der Angst, seine Frau könne ihn verlassen. Die Beziehung lebt er seit neun Jahren. Schon die Frage seit wann er diese Angst hat, macht den Klienten nachdenklich: „Ich habe dann solche Angst. Schon ziemlich lange." Ohne dies explizit zu erklären, sondiert der Berater Situation, Kognition und Gefühl im Sinne des ABC-Modells. Er fragt z.B.: „In welcher Situation haben Sie zuletzt mit dieser Angst reagiert?" „Woraus haben Sie geschlossen, dass Ihre Frau Sie verlassen könnte?" „Was würde das für Sie bedeuten?"

Angst haben ist eine Passivphrase, da hier nicht der aktive Gedankenprozess erkannt, sondern Angst als passiv gegebene Unveränderlichkeit codiert wird. Das Passiv beinhaltet eine Ausblendung des aktiven Prozesses des Zweifelns und Befürchtens – der Berater korrigiert das mit der Frage nach den Befürchtungen implizit und präzisiert das Schwammwort „ziemlich":
Berater: „Seit wann befürchten Sie das?"
Klient: (lange Pause, ca. 1 Minute) „Nun, eigentlich immer schon, also all die Jahre, wenn ich mir das so überlege."
Berater: „Wie oft beschäftigen Sie sich mit diesem Gedanken, dass Ihre Frau Sie verlassen könnte?"
Klient: „Sehr oft."
Berater: „Mehrfach täglich?"
Klient: „Ja, den ganzen Tag."

Auswertung. Der Klient reagiert sehr häufig stark emotional auf sein Problem. Beratung ist deshalb zu diesem Problemkomplex nicht indiziert. Möglichkeiten an hilfreichen Interventionen sind hier, dem Klienten diesen Eindruck behutsam widerzuspiegeln und auf Therapiemöglichkeiten zu verweisen. Im Beratungsgespräch können Informationen über Psychotherapien gegeben und unangemessen starke Zweifel des Klienten an seinen Veränderungsmöglichkeiten durch Therapie besprochen werden.

Beratungsstrategie bei nicht beratbaren Problemen

▶ Disputation zu der Hauptirrationalen („Mir kann nicht geholfen werden. Für mich ist der Zug abgefahren. Ich werde es nie schaffen.").

▶ Aktivierung des Klienten durch die Fragen: „Woher wissen Sie das mit absoluter Sicherheit?" „Möchten Sie das Ihnen Mögliche versuchen und sich längerfristig auf eine Therapie einlassen?"

▶ Vermittlung von Erfahrungswerten darüber, dass schon vielen Menschen in einer Therapie geholfen wurde, die ähnliche Zweifel hatten.

▶ Erklären, dass Therapie von der Krankenkasse bezahlt wird und der Klient sich um Formalitäten nicht kümmern muss, wenn er sich an einen Therapeuten wendet.

▶ Sofern möglich: Therapeuten empfehlen und Telefonnummern geben.

Klienten mit hoher Problemintensität, die sich immer wieder melden und die schon mehreren Beratern oder Beratungsstellen bekannt sind (Beraterjargon: „Wanderpokale"), die aber den Schritt zu einer Therapie vermeiden, kann am besten geholfen werden, indem konsequent nicht mehr auf die Versuche eingegangen wird, eine kurzfristige Spannungsbefreiung durch den externen Beraterzuspruch zu erhalten. Stattdessen wird immer wieder die Therapie als einzige Möglichkeit einer langfristigen Lösung benannt. Die Klientenaktivierung ist stärker, wenn vom Klienten selbst herausgefunden wird, dass Beratung nicht hinreicht, um seine Probleme zu lösen und der Berater ihn dann informiert und motiviert, sich wirksame Hilfe zu verschaffen.

Berater: „Sie haben schon häufig mit anderen darüber gesprochen?"

Klient: „Ja, das hilft mir immer."

Berater: „Langfristig?"

Klient: „Nein."

Berater: „Bei hartnäckigen Problemen kann das auch nicht helfen. Nach meiner Erfahrung ist dann eine Therapie nötig, um die Angst loszuwerden. Wenn Sie das versuchen möchten, können wir gern darüber sprechen, an wen Sie sich wenden können und was Sie in einer Therapie erwartet."

Anwendungsbeispiel: beratungsresistente Symptome und Aufbau von Therapiemotivation

Ein virusphobischer Klient rief im Verlauf eines Jahres immer wieder an, um sich bei den Beratern zu vergewissern, dass U-Bahnfahren keine wesentliche Infektionsgefahr birgt. Ein anderer Klient litt an einer Aidsphobie und zeigte sich ebenso frustriert nach dem Aufsuchen mehrerer Berater über viele Jahre. An beiden Beispielen wird gezeigt, wie in der Beratung eine klinisch relevante Problematik mit einfachen Mitteln erkannt werden kann und wie trotz beratungsresistenter Symptomatik in der Beratung eine Perspektive entwickelt werden kann.

Klient: „Können Sie mir nicht doch noch einmal sagen, ob man sich in der U-Bahn mit gefährlichen Krankheiten infizieren kann, wissen Sie, ich habe da gestern auf so einen feuchten Sitz gefasst, wo vorher ein ziemlich ungepflegter Typ gesessen hat ..."

Berater: (unterbricht) „Erinnern Sie sich noch, worüber wir letzte Woche gesprochen haben?"

Klient: „Ja, über das Gleiche, aber ..."

Berater: „Einen Moment bitte! Erinnern Sie sich auch noch, zu welchem Ergebnis wir bezüglich ihrer ständigen Angst gekommen sind?"

Klient: „Ja, aber können Sie mir nicht noch einmal sagen, ob das nicht doch die Möglichkeit ist, dass ich mich dabei mit Keimen infiziert haben kann."

Berater: „Erinnern Sie sich, was Sie in unserem letzten Gespräch herausgefunden haben?"

Klient: „Ja, ja, ich weiß schon, aber es beruhigt mich so, wenn Sie es mir noch mal sagen."

Berater: „Dauerhaft?"

Klient: (schweigt) „Hm, nein, ich weiß."

Berater: „Und erinnern Sie sich noch, was Ihnen dauerhaft helfen könnte?"

Klient: „Äh, ja."

Berater: „Was denn?"

Klient: „Ja, Sie meinten ja, ich soll mich zu einer Therapie anmelden."

Berater: „Und was meinen Sie?"

Klient: „Vielleicht."

Berater: „Vielleicht was?"

Klient: „Ja, vielleicht sollte ich das tun."

Berater: „Weshalb?"

Klient: „Um endlich meine Angst loszuwerden."

Berater: „Ja."

Anwendungsbeispiel: Aidsphobie

Zur Ausgrenzung klinischer emotionaler Probleme aus der Beratung folgt ein weiteres Fallbeispiel, das vom Verlauf her sehr ähnlich ist, jedoch einen weiteren Einblick in die Möglichkeiten der Begrenzung des Beratungsangebotes auf beratbare Probleme gewährt. Hier handelt es sich um einen ca. 50-jährigen Klienten, der mehrfach die Woche eine Aidsberatung anrief. Er stellte dabei immer die gleichen Fragen zu nicht infektionsrelevanten Hautkontakten. Die Berater gingen zumeist ausgiebig auf die vermeintlichen Fachfragen zur Infektion ein, während der Klient eher passiv blieb (und gehalten wurde). Im weiteren Verlauf gingen die Berater auf seine unangemessene Angst ein – beides ohne irgendwelche Effekte. Die Berater reagierten inzwischen genervt und klagten über die Hartnäckigkeit des Klienten. Hier hätte bereits durch die bekannten Screening-Fragen ein schweres emotionales Problem gesichtet werden können: eine HIV-Phobie als Symptom und vermutlich Selbstabwertung wegen sporadischer Sexualkontakte, also in letzter Probleminstanz ein Selbstwertproblem mit phobischer Symptomatik. Insofern hätte bereits zu einem frühen Zeitpunkt die Entscheidung getroffen werden können, dass eine Therapie indiziert ist, sofern der Klient sein Problem bearbeiten möchte.

Berater: „Möchten Sie lernen, diese Angst abzubauen?"

Klient: „Ja, aber es ist doch nicht auszuschließen, dass ich mich doch infiziert habe."

Berater: „Wenn Sie lernen möchten, diese Angst abzubauen, kann ich Ihnen Therapeuten empfehlen, möchten Sie das?"

Klient: „Können Sie mir nicht noch mal sagen, ob ich mich da infiziert haben kann oder nicht?"

Berater: „Ist Ihre Angst bisher davon weggegangen?" (Klientenaktivierende Frage zur langfristigen Wirkungslosigkeit externer Bestätigung.)

Klient: „Nein, aber …"

Berater: „Was folgt daraus?" (Fokussierung auf die Ausgangsfrage.)

Klient: „Ich möchte doch nur …"

Berater: „Was folgt daraus?"

Klient: „Dass meine Angst davon nicht weggeht."

Berater: „Ja. Möchten Sie lernen, in einer Therapie Ihre Angst abzubauen?"

Klient: „Ja schon, aber ich möchte gern jetzt wissen, wie das ist."

Berater: „Ist Ihre Angst bisher davon weggegangen?"

Klient: „Nein."

Berater: „Möchten Sie, dass ich Ihnen Therapeuten nenne, bei denen Sie langfristig an Ihrer Angst arbeiten können?"

Klient: „Das muss ich mir noch überlegen."

Berater: „Okay."

Klient: „Nein warten Sie, was soll ich noch mehr zögern. Können Sie mir verklickern, was ich machen muss und was so läuft in einer Therapie?"

Berater: „Sehr gern!"

Auswertung. Durch die strikte Weigerung des Beraters, Probleme, die nur in einer Therapie abgebaut werden können, immer wieder anzutippen, wurde der Klient zu einer Entscheidung aktiviert. Beratungen, in denen nach dem Lindere-meinen-Schmerz-Prinzip verfahren wird, wirken oft symptomverstärkend, weil der Klient in seiner Vermeidungsstrategie und Abhängigkeit vom Zuspruch von außen bestärkt wird.

Der Konfrontation mit dem eigenen Anteil am Problem, den eigenen Befürchtungen und der passiven Haltung gegenüber automatisch ablaufenden zwanghaften Gedanken wird ausgewichen. Stattdessen wird der kurzfristige fremdverstärkende Zuspruch vom Berater gesucht, ohne sich selbst einzugestehen, dass nur eine grundlegende und wohl mühevolle Veränderung der alten Muster zu einer Besserung führen kann. So kann der Kognitive Berater zur Eigenentscheidung aktivieren und Therapiemotivation begünstigen. Freilich gibt die strikte Abgrenzung von Beratung und Therapie bei schweren Emotionsproblemen keine Gewähr dafür, dass der Klient eine solche Entscheidung auch trifft. Im Beratungssetting kann jedoch effizient vorgearbeitet werden. Da viele Klienten mit schweren Emotionsproblemen ohnehin schon eine frustrane Beratungsgeschichte aufweisen, eröffnet gerade die direktive Erklärung motivierende Aspekte: „Beratung kann nicht helfen, aber Therapie!" In dem oben angesprochenen Fall hat der Klient, nachdem er sich jahrelang (!) von Beratungsstelle zu Beratungsstelle telefoniert hatte, eine Therapie begonnen.

Interventionstriade

Dieses Dreieck fasst die Interventionsebenen der Kognitiven Beratung zusammen und kann zur schnellen Selbstreflexion nach Beratungen oder Therapien genutzt werden.

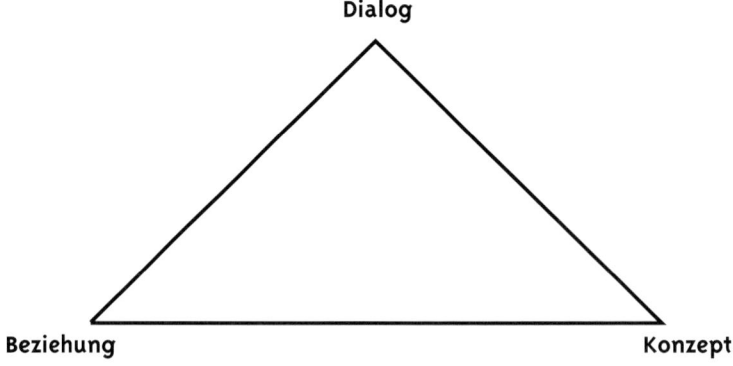

▶ Leite ich das Gespräch, oder entgleitet es mir? Lasse ich mich ablenken? Resigniere ich?
▶ Weiß ich an bestimmten Gesprächsstellen inhaltlich nicht weiter?
▶ Kann ich eine hilfreiche Philosophie oder Informationen vermitteln?
▶ Aktiviere ich den Klienten, selbst Lösungen zu suchen?

Dialog

Beziehung　　　　　　　　　　　　**Konzept**

▶ Macht der Klient mit, besteht Compliance?
▶ Vertrauensvolle Beziehung, Rapport?
▶ Genügend Empathie gezeigt?
▶ Angst/Ärger gespürt? (beraterseitig und klientenseitig)
▶ Mitgefühl förderlich oder zu stark und hinderlich?

▶ Beratbare Probleme identifiziert?
▶ Habe ich ein Lösungskonzept, eine Beratungsstrategie?
▶ Lösbare Probleme benannt?
▶ Unlösbare Probleme aussortiert?

4 Gefühlsstürme in Beratung und Kurztherapie

4.1 Beraterische Arbeit an emotionalen Überreaktionen

In diesem Abschnitt wird ein Eindruck vermittelt, wie beraterisch mit einer kognitiv-verhaltenstherapeutischen Strategie für den Klienten Gewinn bringend gearbeitet werden kann, ohne eine die ganze Lebenswelt des Klienten betreffende Veränderungsarbeit einzuleiten. Es handelt sich um eine punktuelle Umstrukturierung, die über bloße Informationsberatung hinausreicht und dennoch nicht therapeutisch angelegt ist, da weder ein zu therapierendes klinisches Problem vorliegt noch ein Behandlungsplan mit systematischen Übungen für langfristige Veränderungsarbeit verfolgt wird. Der Klient wird lediglich zu einer Problemsituation kognitiv beraten.

Beratungstechniken und Kurztherapie

Die in der Beratung eingesetzten Techniken sind auch als Kurzinterventionen in der Therapie geeignet. Die Beratungstechniken zeichnen sich durch Kürze und Direktheit aus. Sie benötigen keinen Vorlauf an Erklärungen und sind implizit, d.h. sie beinhalten z.B. keine ausdrückliche Einführung in das ABC-Modell. Auch in der Kurztherapie wird direkt am konkreten Problem angesetzt. Zeit sparende Techniken sind aufgrund der wenigen zur Verfügung stehenden Sitzungen auch dort sinnvoll. Allerdings wird in der Kurztherapie ein gezielter Behandlungsplan im Zusammenhang mit einer Anamnese und Diagnose sowie eine therapeutische Ausbildung und Zulassung vorausgesetzt. Dort werden gezielte Veränderungen angestrebt und therapeutisch angeleitet. Beratung dagegen kann keine Umstrukturierungen zu stärkeren, überdauernden oder gar krankheitswertigen Symptomen leisten (s. 3.3). In vielen Arbeitsbereichen überschneiden sich beide Anliegen. So wird z.B. in Kliniken, therapeutischen Wohngemeinschaften oder anderen Anlaufstellen sowohl beraterisch und betreuend als auch mit Kurztherapien gearbeitet. Die Beratungstechniken sind auch für dieses Setting geeignet, sofern die erwähnten Zusatzqualifikationen und Rahmenbedingungen erfüllt sind. Ansonsten sollten Berater, Begleiter und Betreuer therapeutische Arbeit delegieren und ihren Klienten an kompetente Stellen weiter verweisen. Beratung kann dann zum Motivationsaufbau, zur Schwellenminderung und zur allgemeinen Information über Psychotherapie beitragen. Ein Berater ohne therapeutische Zulassung darf nicht therapieren!

Wenn beratbare emotionale Überreaktionen ohne Krankheitswertigkeit geschildert werden und der Klient einwilligt, hieran in der Beratung zu arbeiten, kommen spezifische Strategien der Kognitiven Verhaltenstherapie (KVT) in Frage, um die Kognitionen zu hinterfragen, die mit den emotionalen Reaktionen in Zusammenhang stehen. Wenn die Klienten bereits deutlich oder verschleiert unangemessene emotionale Reaktionen beschreiben, ist die Arbeit mit den auf Emotionen zielenden Techniken der KVT sinnvoll („Immer habe ich in dieser Situation diese Angst." „Ich fühl mich dann so klein." „Das bringt mich auf die Palme!"). Wohl bemerkt: Diese Reaktionen stellen keine überdauernden und extrem starken Reaktionsmuster dar, sondern sind an einzelne Situationen gebunden, ansonsten griffen die Ausschlusskriterien für Beratung aus dem Screening. In Zweifelsfällen sind wiederum die beschriebenen Problemcheckfragen zu Intensität und Extension anzuwenden. Dazu wird eine Frageschlaufe zurück in die Screening-Phase gelegt (s. 3.3.4).

Anwendungsbeispiel: punktuelle kognitive Intervention bei Katastrophisierung
Ein Jugendlicher berichtet, dass er befürchte, aus seinem Elternhaus herauszufliegen. Die Checkfragen ergeben, dass der Jugendliche zwar ungewöhnlich starke Befürchtungen hegt, sich diese aber hauptsächlich auf den konkreten Umstand eines möglichen Hinauswurfs beziehen, also punktuell und nicht generalisiert sind. Die diagnostische Hypothese lautet daher, dass kein kontinuierliches emotionales Problem vorliegt, sondern überzogene punktuelle Befürchtungen. Diese können mit impliziter KVT-Strategie bearbeitet werden.

Klient: „Ich glaube, meine Eltern werden mich hinauswerfen, wenn sie erfahren, wie ich lebe. Das wäre die absolute Katastrophe."
Berater: „Was genau fändest du so katastrophal?"
Klient: „Das alles; dass ich dann nicht weiß, wo ich bleiben soll."
Berater: „Ich verstehe gut, dass das zunächst äußerst unangenehm für dich wäre. Was genau wäre katastrophal?"
Klient: „Tja, ich finde, das reicht doch?"
Berater: „Wozu?" (Auslassung erfragen.)
Klient: „Um diese Angst zu haben."
Berater: „Du meinst, du reagierst zwangsläufig mit so hoher Angst?" (A-C-Beziehung implizit hinterfragen.)
Klient: „Nee, gut ist das bestimmt nicht, also ich steigere mich da schon rein und sehe dann schwarz."
Berater: „Welche deiner Befürchtungen hältst du denn für zu schwarz?"
Der Klient nannte nun diverse unangemessen starke Befürchtungen, die in dieser Sitzung abgearbeitet werden konnten. Zur Aktivierung seiner Ressourcen sollte er Zuhause alle seine Befürchtungen mit schwarzem Stift auf die linke Seite eines Blattes aufschreiben und auf der rechten Seite seine Widerlegungen der Schwarzsicht in Blau erfassen. Bei längeren Beratungskontakten kann diese Übung genutzt werden, um das Ergebnis in der nächsten Stunde zu besprechen.

4.2 Verdeutlichen unausgesprochener Gefühle

4.2.1 Angemessene und unangemessene Gefühle

Häufig werden Probleme ohne ausdrücklich benannten emotionalen Gehalt dargestellt („Meine berufliche Situation ist furchtbar." „Mein Mann ist immer so gereizt." „Meine Pickel machen mich fertig."). In diesen Fällen kann in der Screening-Phase wiederum mit einem Kanon an Prüffragen herausgefunden werden, ob emotionale Probleme vorliegen (s. 3.3.4).

Fragetechnik zur Explizierung emotionaler Anteile
Ein möglicher Frageweg, bei dem zugleich implizit das ABC-Modell eingeführt wird, ist folgender: „Verstehe ich Sie richtig, dass Sie in der Situation X denken: Das ist so und so, und das bedeutet das und das, und das finde ich so und so. Und deshalb *fühlen* Sie sich ängstlich/beschämt/niedergeschlagen/wütend?"

Paraphrasieren: Gefühle kommunizieren. Implizit präzisiert der Berater mit dem oben beschriebenen Frageweg den situativen Anlass, fasst die problemfördernden Bewertungen zusammen und erfragt zugleich den Zusammenhang zwischen Gedanken und Gefühl. Der Berater spricht das unausgesprochene Gefühl in einer Frage (!) aus und macht es damit begrifflich kommunizierbar. Er vergewissert sich jedoch durch die Frageform auch, ob er den Klienten richtig verstanden hat und baut damit eine Brücke zur Bearbeitung der Gefühle. Im Grunde paraphrasiert er nur das etwas deutlicher, was der Klient geäußert hatte. Die Paraphrase ist isoliert betrachtet eng verwandt mit einigen gesprächstherapeutischen Techniken, wird hier jedoch im kognitiven Rahmenkonzept gezielt zur Explikation von Gefühlen eingesetzt.

Emotionale Probleme. Wurden unangemessene oder unangemessen starke emotionale Reaktionen auf diese Weise identifiziert, werden erneut die Prüffragen nach der Intensität eingesetzt, um wiederum zu entscheiden, ob Therapie oder Beratung zum emotionalen Problem angemessen sind. Zunächst geht es aber noch um das Erfragen emotionaler Probleme. Der Kognitive Berater geht davon aus, dass ein Problem ohne emotionale Komponenten in der Regel kein Problem ist. Testfrage hierzu ist: Wenn der Klient sich gut fühlt, was sollte dann das Problem sein? In der Praxis führt die Frage „Und wie fühlen Sie sich dabei?" zur Benennung des Gefühlsproblems. Antwortet der Klient ausweichend mit „nicht gut" oder „nicht so toll", so kann die Frage angeschlossen werden: „Sondern wie?" Lautet die Antwort jetzt „schlecht", „mies" oder dergleichen, so versucht der Berater diesen schwammigen Gattungsbegriff für unangenehme Gefühle noch zu spezifizieren: „Welches schlechte Gefühl meinen Sie denn?" Oder auch: „Welche schlechten Gefühle kennen Sie?" (Diese letzte Frage wäre typisch in der Therapie nach expliziter Einführung in das KVT-Modell.) Denn nicht selten nennen die Klienten auf Anhieb Begriffe, die den Grundemotionen zumindest vage zugeordnet werden können. Damit kann die Beratung sehr schnell auf das Emotionsproblem zentriert werden.

Angemessene Emotionen. Die Frage der Angemessenheit einer Reaktion wird in einer Therapie ausführlich mit dem Klienten erörtert. In der Beratung kann eine solche Vorbereitung schon aus zeitlichen Gründen nicht getroffen werden – also wird der Berater häufig Ziele implizit annehmen. Ein Beispiel: Eine alltägliche Situation der Zurückweisung, der Kritik oder des Misserfolges erscheint dem Klienten als stark bedrohlich oder aussichtslos schlimm, obwohl nach Augenmaß hier weder objektive Gefahren noch schwerwiegende Konsequenzen vorliegen. Das allgemeine unterstellte Ziel ist eine gemäßigte emotionale Reaktion in weder bedrohlichen noch schwerwiegend konsequenzenreichen Situationen. Wenn der Klient schon zum Ausdruck gebracht hat, dass er auch das Problem in seiner Reaktion sieht („Ich habe da zu viel Angst." „Ich rege mich zu stark auf."), kann dies in der Beratung ohne Umwege disputiert werden.

Als Berater können wir nicht unterstellen, dass der Klient seine Reaktionen als Überreaktionen versteht, deshalb ist es im Zweifelsfall notwendig, sich zu vergewissern („Möchten Sie diese Angst/diesen Ärger abbauen lernen?"). Wenn der Klient daraufhin zu verstehen gibt, dass er nicht in seiner eigenen Reaktion das Problem sieht, sondern seine Probleme durch das Verhalten anderer verursacht sieht, ist es sinnvoll, erst einmal Problembewusstsein herauszuarbeiten. Dabei kann deutlich gemacht werden, dass die anderen sich nur selten ändern und dass die Kunst, unbeschwerter zu leben, darin besteht, die Dinge, die man nicht ändern kann, anders betrachten zu lernen. Dieser Schritt kann ausgelassen werden, wenn dem Klienten bereits verständlich ist, dass es um *seine* Reaktionen geht und eher nicht um eine Veränderung der Welt. Bei gutem Rapport kann folgende Frage einsichtsreich sein: „Was glauben Sie, können wir beide hier an den Reaktionen der anderen ändern?"

Anders als in der Langzeittherapie arbeiten wir sehr eng am direkt vom Klienten geschilderten Problem bzw. an dessen emotionalem Gehalt und müssen zugunsten der zügigen Vorgehensweise manche Ungenauigkeiten in Kauf nehmen.

4.2.2 Die Frage hinter der Frage hören

Oft wird die Beratung zu einem konkreten Thema aufgesucht, das mit den emotionalen Problemen des Klienten zu tun haben kann, aber nicht muss. Das emotionale Problem kann in der Klientenwahrnehmung getilgt sein oder in einem ganz anderen Bereich liegen als in dem, den der Klient anspricht. Jedem erfahrenen Berater sind Vorzeigefragen als Eintrittskarte in die Beratung bekannt. Berater hören sie mit dem so genannten dritten Ohr. Dabei formulieren die Anrufer oder Besucher oft sachlich klingende Fragen, die eher auf ein reines Informationsbedürfnis hindeuten, die aber nicht tatsächlich das umschreiben, worüber der Klient sprechen möchte, sich jedoch (noch) nicht traut, z.B. weil er Stigmatisierung und Selbststigmatisierung befürchtet („Wie unterscheiden sich eigentlich die unterschiedlichen Therapien?" „Wie bekommt man Aids?" „Ist Alkoholismus vererbbar?").

Aufwärmphase. In der Aufwärmphase können solche Fragen als Gesprächsanker genutzt werden, um gegebenenfalls deren emotionalen Hintergrund behutsam in den Fokus zu rücken. Wenn der Berater eine Antwort auf eine Informationsfrage gegeben hat, kann weiter gefragt werden: „Hilft Ihnen das weiter?" Wenn die Eintrittsfrage dann nicht das Problem ist, über das der Klient sprechen möchte, fällt die Antwort eher stockend aus („Irgendwie ja." „Irgendwie nicht ganz." „Tja, vielleicht."). Damit ist eine Brücke gebaut, um anzuknüpfen: „Dann lassen Sie uns gern darüber sprechen, worüber Sie sich Gedanken/Sorgen machen/womit Sie sich so beschäftigen/weswegen Sie sich bedrückt fühlen." Die Fragen sind bereits so formuliert, dass ein Einstieg in die Bearbeitung der Gefühlsreaktion des Klienten möglich wird und keine Verknüpfungen von Situationen mit einem Gefühl verstärkt werden – also *nicht*: „Was macht Ihnen Angst?" „Was bedrückt Sie?" Hiermit würde sprachlogisch eine Situation für das Gefühl des Klienten verantwortlich gemacht, was einer A-C-Verknüpfung entspräche. Stattdessen wird herausgestellt, dass der Klient emotional reagiert und somit seine Reaktion Beratungsgegenstand wird (anstelle einer „bedrückenden" oder „ängstigenden" Situation!). Die Klienten vollziehen so leichter den Wechsel von der sachlichen zur emotionalen Ebene.

Anwendungsbeispiel
Hier ein Beispiel aus der Beratung einer Klientin, deren Mann Alkoholiker ist und die sich informieren wollte, wodurch Alkoholismus entsteht. Zunächst wurde sie darüber aufgeklärt, dass es verschiedene Theorien gibt und viele Experten einen genetischen Faktor annehmen, der aber allein nicht ausreichend erklärt, warum jemand trinkt. Zudem seien die vielen Alkoholiker, die ihr Suchtverhalten abbauen konnten, ein guter Hinweis darauf, dass eine genetische Disposition nicht zwangsläufig zu dauerhaftem Suchtverhalten führt. Da anzunehmen war, dass die Klientin die konkrete Frage als Eintrittsticket zur Beratung genutzt hatte und über weitere Dinge sprechen wollte, folgte die Gefühlsbrücke:

Berater: „Helfen Ihnen diese Informationen weiter?"

Klientin: „Tja, schon …" (Gedrückte Stimme, klammert sich an den Ellenbogen fest.) Die verbale Botschaft ist von der Botschaft durch Sprechweise und Körperhaltung *dissoziiert* (Bateson, 1981). Die Klientin teilt auf körpersprachlicher Ebene etwas anderes mit als auf der verbalen. Das veranlasst den Berater, die implizite körpersprachliche Botschaft nun durch Erfragen des vermuteten Gegensatzes zu explizieren. Das durch die Körpergestik ausgedrückte „Aber" wurde verbal umgesetzt.

Berater: „Aber?"

Klient: „Also das ist natürlich nur theoretisch."

Berater: „Wobei hilft Ihnen das nicht?"

Klient: „Also jetzt sage ich das einfach, mein Mann trinkt seit Jahren, und ich möchte mich von ihm trennen."

Berater: „Ja. Möchten Sie über Ihre Schwierigkeiten damit sprechen?"

Klient: „Ja, ich stehe eigentlich mitten im Leben, aber ich würde gern einmal über meine Gewissensbisse mit jemandem sprechen."

Auswertung. Das Problem emotionaler Qualität war nun umrisshaft benannt: Gewissensbisse als (versteckter) Muss-Satz: Ich darf das nicht tun, nicht einmal denken! Damit wird auch die negative Bewertung ihrer Person ausgedrückt, denn „Bisse" deuten darauf, dass jemand etwas an sich schlimm und peinlich findet. Die Klientin erkannte nun ihr emotional-kognitives Problem und ließ sich auf eine Disputation ihrer internalisierten Normen ein, die lauteten: Eine gute Ehefrau muss immer zu ihrem Mann stehen; einem kranken Mann muss man um jeden Preis helfen; ich muss bei ihm bleiben, sonst hätte ich ihn gar nicht erst heiraten dürfen. Diesen Muss-Druck hatte die Klientin fest in ihrem Wertesystem verankert und war nun offen, dies zu erkennen und in Frage zu stellen.

4.2.3 Anwendungsbeispiele: unausgesprochene Gefühle

Ein Klient eröffnet die Beratung mit der Aussage: „Ich habe solche Schwierigkeiten in der Schule." In diesem Satz stecken Auslassungen. Intervention der Wahl ist hier, den getilgten Gehalt der Aussage konkretisieren zu lassen: „Die sich wie äußern?" Der Klient antwortet dann: „Ja, ich komme oft im Unterricht nicht mit, und vielleicht verpatze ich meinen Abschluss." Der Klient hat noch immer kein emotionales Problem angesprochen. Der Kognitive Berater hat jetzt zwei wirksame Möglichkeiten zu prüfen, ob ein emotionales Problem vorliegt: entweder nach der Bedeutung fragen, die das hier befürchtete Ereignis für den Klienten hätte, oder nach dem Gefühl, mit dem der Klient auf diesen Gedanken reagiert. Für den weniger Erfahrenen ist die Gefühlsfrage zu empfehlen, weil das Erfragen über die Bewertungen und Deutungsmuster des Klienten mehr Flexibilität des Beraters erfordert.

Berater: „Und in dem Moment, wo Sie das denken, wie fühlen Sie sich da?" (Zeitpunktverankerung auch in der Beratung, um zu verhindern, dass der Klient gedanklich springt.)

Klient: „Voll schlecht." (Das Ziel der Beratungsdiagnostik ist fast erreicht; ein emotionales Problem wurde, wenn auch undeutlich, benannt, daher nun die Nachfrage nach dem genauen Gefühl.)

Berater: „Ich möchte das noch ein wenig genauer wissen. Welches voll schlechte Gefühl meinen Sie?" (Verbales Pacing: Berater knüpft exakt an Wortwahl des Klienten an.)

Klient: „Angst und Ausgeliefertsein." (Nun ist ein Gefühl benannt und zudem noch eine weitere Kognition, die zu einem späteren Zeitpunkt aufgegriffen wird.)

Berater: „Lassen Sie uns noch bei diesem Gefühl bleiben, wie stark ist Ihre Angst?"

Klient: „So, dass mir schlecht wird."

Auswertung. Falls der Klient mit uneindeutigen Begriffen antwortet, erfolgt die Einschätzung der Angst auf dem Gefühlsthermometer („Empfinden Sie Ihre Angst als schwach, mittel oder stark?" „Wenn 100 % das höchste Ausmaß an Angst sind, bei wie viel Prozent schätzen Sie Ihre Angst dann ein?"). Hier aber ist ein emotionales Problem mit physiologischer Begleitsymptomatik bereits herausgearbeitet. Um zu prüfen, ob der Klient starke und dauerhafte emotionale Probleme hat, folgen die schon bekannten Intensitätsfragen. Danach wird noch das vom Klienten als Gefühl bezeichnete Ausgeliefertsein geklärt. Weil dieser Begriff häufig vorkommt und viele kognitiven und emotionalen Aspekte vermengt, finden Sie im folgenden Kasten Fragetechniken, um den Gehalt dieses schwammigen Begriffs zu klären – sie sind zugleich für Begriffe wie „ohnmächtig", „unterdrückt", „abhängig" „unterlegen", „wie der letzte Hund" u.v.a. hilfreich.

Fragetechniken zur Exploration von „Ausgeliefertsein"
▶ „In welcher Hinsicht ausgeliefert?"
▶ „Und das bedeutet für Sie?"
▶ „Und das empfinden Sie als … ?"
▶ „Wie finden Sie das dann?"
▶ „Was schließen Sie daraus?"
▶ „Wie sehen Sie sich selbst dann?"

Diese Fragen geleiten zu einer genaueren Benennung von Kognitionen („Ich bin machtlos." „Ich bin ein Versager." „Ich finde, das darf doch nicht sein."). Damit ist eine Differenzierung von emotionsauslösenden Gedanken und ihre Bearbeitung möglich. Im Wesentlichen geht es dabei um eine Sondierung zutreffender von unzutreffenden Gedanken. Dass jemand sich z.B. dem Urteil des Lehrers ausliefert, wenn er in der Schule erscheint, ist zutreffend. Dass er aber dadurch seinen Selbstwert in Frage stellen muss, ist unzutreffend. Dass er an seiner Situation nichts ändern kann, ist ebenso unzutreffend. Dieser Begriff ist ein kleines Lehrstück für Berater, um die Vermischung problemauslösender Kognitionen mit zutreffenden Kognitionen zu demonstrieren. Deshalb sei an dieser Stelle wieder eine Beratungsübung vorschlagen.

Übung: Begriffsmonster
Schreiben Sie drei Begriffe auf, in denen Gefühle und zutreffende und verzerrte Kognitionen vermischt sind. Führen Sie im Rollenspiel mit einem Kollegen einen Dialog, bei dem Ihr Mitspieler diese Begriffe ausschließlich durch Fragen (also nicht durch seine Interpretationen) aufschlüsselt. Tauschen Sie dann die Rollen.

Als Selbsterfahrung: Vertiefen Sie sich in einen Gefühlsbereich, in dem Sie selbst Schwierigkeiten haben, Ihre Empfindungen zu sortieren. Suchen Sie Ihre eigenen Begriffsungetümer. Stellen Sie sie im Rollenspiel oder selbst in Frage.

Ein anderer Weg wäre in unserem Fallbeispiel gewesen, die Probleme zu sichten, die den Klienten daran hindern, dem Unterricht zu folgen und auf ihren emotionalen Gehalt abzuklopfen. Die Frage „Was hindert Sie daran, mitzukommen?" könnte Aufschluss darüber geben, ob der Klient im Unterricht aufgrund des Niveaus überfordert ist oder ihn andere Probleme hindern, mitzuarbeiten. So kann eine neue Perspektive erarbeitet werden, diese Probleme anzugehen oder aber zu akzeptieren, dass er sich übernommen hat. Aus einem Schrecken ohne Ende kann dadurch manchmal ein Ende sogar ohne Schrecken werden.

„Und was ist daran Ihr Problem?"

Auch eine andere Strategie kann, wenn sie konsequent eingesetzt wird, zum Erkennen des emotionalen Gehalts des Problems in der Beratung führen. Der Therapeut fragt bei dieser Technik mehrfach „Und was ist dabei Ihr Problem?", bis der Klient eine Emotion zum Ausdruck bringt. Dieses Ergebnis wird dann festgehalten und deutlich unterstrichen: „Jetzt verstehe ich, woran Sie leiden oder was Sie empfinden!" Diese Technik hat gegenüber der direkteren Frage nach dem Gefühl den Vorteil, dass der Klient schrittweise lernt, dass das emotionale Problem der Kern seiner Schwierigkeiten ist. Bei der direkten Frage könnte er noch Widerstand mobilisieren dergestalt, dass er sagt: „Die Angst ist ja nicht mein Problem, sondern, dass die anderen lachen."

Die direkte Frage nach dem Gefühl dagegen hat den Vorteil, dass man schneller zum emotionalen Problemkern vordringen kann, sofern der Klient diesen Schritt auch nachvollzieht. Dies kann durch Rückfragen überprüft werden wie: „Haben Sie nachvollziehen können, weshalb wir hier über Ihre Angst/Niedergeschlagenheit sprechen?" Die Frage: „Was ist daran Ihr Problem?" hat den Nachteil, dass der Klient ausweichen kann und dass sie sehr starr wirken kann. Günstig ist eine gemischte Strategie, um mit Versuch und Irrtum und größtmöglicher Nähe zur Klientensprache den im Einzelfall sichersten Zugriff auf ein beratbares Kernproblem zu erzielen.

4.2.4 Unterscheidung von Vorzeige- und Kernproblemen

Eher als in vorgebahnten therapeutischen Settings, bei denen Problem und Symptom schon in einem längeren Prozess unterschieden wurden, äußern Klienten in Beratungsgesprächen so genannte Vorzeigeprobleme, die vom Kern des Problems ablenken und aus Klientsicht eher akzeptabel sind als ihre tatsächlichen Schwierigkeiten. Die fehlende oder lückenhafte Anamnese im Beratungssetting erschwert eine Unterscheidung von solchen für die Klienten oft weniger mit Scham besetzten, vorzeigbaren Problemen und grundlegenden Emotionsproblemen. Dennoch kann der Berater versuchen, solche Funktionalitäten transparent zu machen. Nach meiner Erfahrung finden Klienten solche verdeckenden Funktionalitäten durch sokratische Fragen selbst heraus, sofern ein emotionales

Problem nicht allzu intensiv ist und über sehr lange Zeit schon gedeckelt wird. Dann erfolgt eine Rückkopplung ins Screening und eine Neuentscheidung gemäß unserer Ausschlusskriterien nach Intensität und Extension.

Anwendungsbeispiel: Identifizierung des emotionalen Problems

In diesem Fallbeispiel ist ein sehr typischen Verlauf dokumentiert: Ein 32-jähriger Klient wendet sich an eine Beratungsstelle mit dem Anliegen, er käme in seinem Job nicht mehr zurecht. Der Klient berichtet, sein Problem sei die Unzuverlässigkeit seiner Mitarbeiter und Kollegen. Er reagiere häufig mit Wut und habe dann Magenschmerzen. Zunächst arbeitet der Berater die subjektiven Momente am geschilderten Problem heraus und erkennt eine Wutreaktion. Diese identifiziert er jedoch nicht als grundlegende emotionale Reaktion, da der Klient zwischen den Zeilen erkennen lässt, dass er seine Wertigkeit in Zweifel zieht, wenn die Kollegen sich nicht so verhalten, wie er es fordert. Der rigide Wutgedanke („Die müssen doch gefälligst XYZ tun!") ist verknüpft mit Gedanken wie: „Die machen mich hier zum Blödmann!", was auf Selbstabwertung und ein Abhängigmachen seines Selbstempfindens vom Tun oder Lassen der anderen hindeutet. Wäre die Verknüpfung bei dem Klient nicht vorhanden, wäre möglicherweise sein rigides Forderungsdenken für ihn verzichtbar. Ob diese Hypothese stimmt, ob also ein Entstehungszusammenhang zwischen rigidem Wutdenken und Selbstwertproblem besteht, wird durch Fragen geprüft. Es wird nun herausgearbeitet, dass die Wutreaktion nicht durch Objektiva (Verhalten der Kollegen), sondern durch subjektive Einschätzung derselben entsteht („Die dürfen sich doch so nicht verhalten! Sauerei!") – die Verknüpfung zwischen der scheinbar wutauslösenden Situation und der Gefühlsreaktion des Klienten wird aufgelöst.

Berater: „Was meinen Sie damit, dass Sie leiden?"
Klient: „Na ja, die Kollegen arbeiten ziemlich unzuverlässig."
Berater: „In welcher Weise leiden Sie daran?"
Klient: „Das ist doch, ich meine, selbstverständlich, dass das ein Problem ist."
Berater: „Könnte sich auch jemand sagen: Wie schön, dass meine Kollegen so locker drauf sind?" (Implizit beginnt der Therapeut jetzt die dem Klienten selbstverständliche Verknüpfung zwischen seiner Wut und dem Handeln der Kollegen aufzulösen.)
Klient: „Ja, so sehen das auch viele!"
Berater: „Leiden die auch?"
Klient: „Nein, *dann* sicher nicht. Aber mein Problem wäre ja nicht da ohne die Kollegen."
Berater: „Können Sie die ändern?"
Klient: „Ja, vielleicht durch meine Wut, wenn ich die rauslasse."
Berater: „Hatten Sie damit bisher Erfolg?"
Klient: „Nein, das wurde eher schlimmer. Die tanzen mir auf der Nase, wenn ich mich aufrege, und machen sich noch einen Spaß draus!"
Berater: „Woraus schließen Sie, dass Sie dadurch künftig Erfolg haben könnten?"

Klient: „Ja, ich glaube, das ist Quatsch. Das habe ich mir eingeredet."

Berater: „Zu welchem Zweck?" (Prüft Funktionalität der rigiden Gedanken.)

Klient: „Vielleicht, um meine Wut zu rechtfertigen, denn die ist selbstzerstörerisch. Aber man muss sich doch auch durchsetzen, wenn man eine Abteilung unter sich hat."

Berater: „Haben alle guten Abteilungsleiter Magenschmerzen?"

Klient: „Nein, nein. Das stimmt."

Berater: „Und Sie setzen sich unter Dampf, weil?"

Klient: „Weil ich diese Angst vorm Versagen habe."

Auswertung. Emotionale Problemreaktion (Versagensangst) und Funktionalität der Wut (Kompensation der Angst) sind jetzt ausgesprochen und hätten in der nächsten Beratungsetappe, der Arbeitsphase, in den Mittelpunkt gerückt werden können. In diesem Fall wurde zurück ins Screening gegangen und die Beratungsindikation zurückgenommen, weil der Klient auf die Fragen nach Häufigkeit und Stärke seiner emotionalen Belastung erkennen ließ, dass diese umfassend war und er schon Jahre damit zu kämpfen hatte – Beratung hierzu hätte also nichts gebracht. Dass dem Klienten dies widergespiegelt wurde, war für ihn ein entscheidender Schritt, sich hinsichtlich möglicher Therapien beraten zu lassen. Der Klient war therapiemotiviert und erklärte, dass er diesen Zusammenhang zuvor nicht gesehen hätte und nun daran arbeiten wolle.

4.2.5 Funktionalität von Ärger und Wut

Ärger- oder Wut-Reaktionen sind schwer isoliert bearbeitbar, wenn sie die Funktion haben, überdauernde Angst oder Minderwertigkeitsgedanken zu kompensieren. Sie sind auch dann schwer zu bearbeiten, wenn das rigide Normensystem aufgrund einer Angst vor eigenverantwortlichen Entscheidungen ausgebildet wurde, um Strukturen im Sinne von Richtig-falsch-Dogmen aufzubauen. Das Ziel ist dabei, sich letztlich selbst aufzuwerten, indem die anderen vermeintlich falsch und der Betreffende selbst vermeintlich richtig handelt. Ärger und Wut sind demnach Gefühle, die oft nicht autonom, sondern infolge eines Selbstwertproblems entstehen. Die die Wut aufbauenden rigiden Gedanken und Muss-Forderungen an andere (sowie an sich selbst) tragen dann die Funktion, Verhalten in richtig und falsch zu kategorisieren und sich selbst sozusagen auf der richtigen Seite anzusiedeln. Die aus dem Selbstwertproblem herrührende Angst, Fehler zu machen, wird durch die rigiden Richtig-falsch-Strukturen ebenso bekämpft wie die akute Selbstabwertung in unstrukturierten Situationen. Statt die eigene Unsicherheit zu spüren, wird beschworen: „Hier muss man sich doch so verhalten, man muss doch!" In all diesen Fällen wird an der Denkoberfläche eine massive Negativwertung anderer (!) vorgenommen, sodass die emotionale Reaktion darüber die eigene Befindlichkeit übertönt.

Ärger und Wut als verdeckende Reaktion. Diese Funktionalitäten von Wut- und Ärger-Reaktionen sind ein Hinweis darauf, dass effektivere Hilfe durch ein Identifizieren des dahinter liegenden Problems geleistet werden kann. Allerdings kann im günstigen Fall auch das Muss-System des Klienten in der Beratung aufgegriffen werden. Wenn den Klienten der Zusammenhang zwischen ihren Wutreaktionen und ihren anderen emotionalen Problemen noch umrisshaft bewusst ist, kann Beratung förderlich sein und eine Anregung ermöglichen, mit der die Klienten weiterarbeiten können. Das ist vor allem dann hilfreich, wenn in der späteren Phase der Verankerung noch Methoden vermittelt werden, wie die Klienten ihre Reaktionen übend verändern können. Der häufigere Fall wird aber sein, dass die Ärger- oder Wut-Reaktion „nur" als verdeckende Reaktion über anderen Gefühlen identifiziert wird. Im Folgenden zeigt ein Beispiel, wie dies erkannt und aufgelöst werden kann. Oft finden die Patienten die Funktionalität ihres Wutsymptoms selbst recht schnell heraus, wenn sie überlegen, welche Funktion die Wut für sie trägt.

Berater: „Möchten Sie jetzt mit mir einmal gucken, wobei Ihnen Ihre Wut hilft?"
Klient: „Dann fühl ich mich nicht so unwichtig."

Eine andere Klientin antwortete schon bei der ersten Nachfrage: „Ja, ich glaube dabei ist eigentlich mein Problem, dass ich mich selbst nicht mag."

Fragetechnik zur Funktionalität von Wut
Berater: „Wenn die anderen schlecht sind, wobei hilft Ihnen das?"
Klient: „Dann erscheine ich selbst mir besser."
Berater: „Bedeutet das, Sie finden sich selbst schlecht?"
Klient: „Ja, ich glaube das ist mein Problem."

Bei diesem Dialogverlauf hat der Berater dem Klienten sehr schnell ermöglicht, vom Vorzeigegefühlsproblem, der Wut, zu einem tiefer liegenden Emotionskern mit einem negativen Selbstkonzept zu gelangen. Häufig reagieren die Klienten aber mit starkem Widerstand gegen solche Interventionen und betonen: „Mit mir ist schon alles in Ordnung, aber nicht mit den Kollegen!" In diesem Fall lägen weder Einwilligung noch Motivation des Klienten vor, an einem Selbstwertproblem zu arbeiten. Im Gegensatz zu anderen Ansätzen erscheint es uns ungünstig, bei einem so sensiblen Bereich Hypothesen und Annahmen über die Probleme der Klienten zu formulieren oder sie gar direktiv vorzugeben („Spüren Sie auch schon Ihre narzisstische Kränkung, die dahinter steckt?"). Dies führt oft zu Widerstand oder zu dem Eindruck, das geschilderte Problem würde nicht ernst genommen. Wenn der Klient hier gar keinen Zusammenhang sieht oder es keinen gibt, ist es günstiger, durch Fragen Raum zum Reflektieren zu geben.

Bildhafte Anker finden. Der kognitiv-verhaltenstherapeutische Berater kann vom Klienten bestätigte (!) abstrakte Zusammenhänge auch durch Metaphern deutlich machen, um sie besser im Bewusstsein zu verankern. Bildhafte Beispiele sind gerade für Kurzinterventionen sehr geeignet, weil sie prägnant einen Sachverhalt zusammenfassen, der in einem therapeutischen Prozess zwar genauer, aber eben auch langwieriger bearbeitet werden würde.

Eine Klientin beantwortete die Frage, ob ihre Wut ihr auch nütze: „Ja, dann werde ich aktiv und spüre meine ganze Unterlegenheit nicht mehr."

Berater: „Sie meinen, wenn Sie sich dann als so einen kleinen Zwerg ansehen und Ihren Partner als riesengroß, dann soll der Riesengroße wenigstens ein Riesenschwein sein?"

Klientin: „Ja, das Bild fasst das zusammen, ich glaube, das werde ich behalten."

Die Klientin hat mit dieser Metapher weitergearbeitet und beschlossen, sich diese Funktionalität ihrer Wut immer wieder vor Augen zu führen. Durch die bildhafte Inszenierung konnte sie dieses Muster deutlicher erkennen und beginnen, an ihrem Selbstwertkonzept zu arbeiten, statt den Partner bildlich „zur Sau zu machen".

Konsequenzen spiegeln. Andere Klienten antworten auf Fragen nach der Funktionalität ihrer Wutreaktion mit dem Verweis auf ihren Symptomgewinn: „Durch die Wut kann ich mich durchsetzen." In diesem Fall muss zuerst diesem C+ (positive Konsequenz) das ebenfalls vorhandene, aber ignorierte C– (negative Konsequenz) entgegengehalten werden: „Geht es Ihnen gut mit Ihrer Wut?" Auf diese Frage im Dialog erzählen die Klienten in der Regel, wie belastend die Wut für sie ist, und benennen auch psychosomatische Symptome. An das herausgearbeitete C– knüpft die Frage an: „Möchten Sie sich ändern und weniger wütend reagieren?" Nun ist mit Widerstand zu rechnen: „Ja, aber so was kann ich doch nicht einfach hinnehmen!" Der Berater kann, falls er sich nach Abwägung der Funktionalität und Vordergründigkeit der Wutreaktion doch entschieden hat, diese zu bearbeiten, den Widerstand mindern, indem er die negativen Konsequenzen zurückspiegelt.

Anwendungsbeispiel: Konsequenzen bei Wut-Reaktionen spiegeln

Berater: „Möchten Sie lernen, angemessener zu reagieren?"

Klient: „Auf keinen Fall!"

Berater: „Dann müssen Sie leider den Preis dafür weiterhin bezahlen, nämlich Ihre Wut."

Klient: „Sie meinen, die anderen sollen bleiben wie sie sind, und ich soll das auslöffeln?"

Berater: „Nein. Sie können das selbst entscheiden: entweder Wut oder lernen, das, was Sie ohnehin nicht ändern können, in einem neuen Licht zu sehen."

Klient: „Sie meinen, das funktioniert?"

Berater: „Möchten Sie das ausprobieren?"

Klient: „Na ja, muss ich dann wohl."

Berater: „Nein, Sie können auch weiterhin wütend werden."

Klient: „Nein, um Gottes Willen!"

Berater: „Okay! Dann gucken wir jetzt einmal, wie Sie Ihre Wut abbauen können."

Auswertung. Dem Symptomgewinn wird also die ignorierte negative Konsequenz gegenübergestellt. Auf diesem Wege lernt der Klient, eine positive Konsequenz (C+) und eine negative Konsequenz (C–) gegeneinander abzuwägen. Oft ist die Kurzintervention in solchen Fällen ein Kick für den Klienten, eine Therapie zu beginnen. Bei nur sporadischen Wutreaktionen kann aber auch Beratung versucht werden. In Grenzfällen kann eine probatorische Beratung sinnvoll sein, um nach ein bis drei Sitzungen mit dem Klienten einzuschätzen, ob sein Problem der Beratung zugänglich ist oder eher einer Therapie bedarf.

4.3 Die Arbeitsphase – Kurzinterventionen bei beratungszugänglichen emotionalen Reaktionen

Nachdem beratbare Probleme im Screening (s. 3.3.4) erkannt wurden, erfolgt eine Bearbeitung der bis dahin identifizierten emotionalen Probleme. Beratungszugängliche emotionale Probleme sind nach der hier verwendeten Definition leichte bis mittelgradige unangemessene Gefühlsreaktionen in spezifischen Situationen unterhalb der klinischen diagnostischen Kriterien des ICD 10 (Dilling, Mombur & Schmidt, 1993) oder DSM-IV (APA, 1995). Dies können auch punktuell stärkere Gefühlsreaktionen sein. Bei ausgeprägter emotionaler Symptomatik erfolgen allerdings Therapieempfehlung und ein Aufbau von Therapiemotivation. Die Arbeitsphase geht bei einigen Beispielen nahtlos in die Verankerungsphase mit dem Training oder der Festigung der Einsichten aus der Beratung über (s. 3.3.2).

4.3.1 Angst vor Ablehnung und Selbstwertprobleme

Wenn Ablehnung katastrophisiert wird. In der Beratung, aber auch in der Therapie, werden Ängste vor Ablehnung oft nicht hinreichend analysiert. Ablehnung ist nach Interpretation der Kognitiven Verhaltenstherapie eine Unannehmlichkeit, keine Katastrophe. Es sei denn, man macht eine daraus. Der häufigste Weg, Ablehnung zu katastrophisieren, besteht in einer Verknüpfung zwischen dem Zuspruch durch andere mit der eigenen Wertigkeit. An der Denkoberfläche sind diese tiefergehenden Bedeutungen aber oft getilgt. Übrig bleibt die problemerzeugende Auffassung: Zurückweisung = Abwertung.

Ein Lösungsweg besteht darin, Angst vor Ablehnung tendenziell als Angst vor Abwertung und wiederum Angst vor Abwertung in letzter Instanz als Angst vor Selbstabwertung zu untersuchen. Denn Ablehnung per se ist nichts Negatives, die meisten Menschen können sich eine Zurückweisung sogar als etwas Angenehmes vorstellen. Das ist der Fall, wenn sie eine Person, die ihnen vorgestellt wird, nicht mögen und es gleichgültig finden oder sogar als Ehre ansehen, von ihr auch nicht gemocht zu werden. Somit ist an einer Ablehnung, an Desinteresse oder Zurückweisung nichts Negatives, es sei denn, wir verbinden damit etwas

Negatives, z.B. Abwertung. An Abwertung durch andere aber ist auch noch nichts generell Negatives, sofern jemand diese Abwertung nicht auch *selbst* auf seine Person bezieht.

Auch wenn wir unterstellen, dass Zustimmung das menschliche Miteinander in vielen Fällen angenehmer und leichter macht, der Ablehnung also auch rational eine begrenzte Negativität anhängt, muss diese keineswegs mit dem Selbstkonzept in Verbindung gebracht werden. Und selbst wenn man unterstellte, dass es natürlich ist, Ablehnung auch auf sich selbst zu beziehen, so muss dies nicht in einem selbstverurteilenden problemerzeugenden Ausmaß geschehen. Verfügt nämlich jemand über ein stabiles, die eigene Person bejahendes Selbstkonzept, kann er Ablehnung durch Personen, deren Weltsicht er nicht teilt, allemal als stimmig empfinden, ohne diese Ablehnung mit seinem Wert in Verbindung zu bringen.

Selbstwertproblem. Zur Illustration ist ein von Stavemann (2001) inspiriertes Beispiel hilfreich: „Stellen Sie sich einmal vor, jemand hält sich unumstößlich für okay. Der trifft zwei Nachbarn. Einer sagt: Du bist okay. Der andere schimpft: Du bist das Letzte! Wem wird er glauben?" Nachdem der Klient geantwortet hat, kann angeknüpft werden: „Und nun stellen Sie sich jemanden vor, der gern in Selbstzweifel gerät und die gleichen beiden Nachbarn trifft. Wem wird er glauben?" Die Beispiele illustrieren, dass es von uns selbst abhängt, welche Bedeutung wir den Äußerungen oder Handlungen unserer Mitmenschen geben. Folglich gibt es kein Ablehnungsproblem, stattdessen wird das Selbstwertproblem, das die überzogene Angst vor Ablehnung kennzeichnet, sichtbar und damit angreifbar.

> Angst vor Ablehnung = Angst vor Abwertung = Angst vor Selbstabwertung

Wenn sozialphobische Komponenten (ohne ausdifferenziertes klinisches Bild) angesprochen bzw. gezielt in der Screening-Phase identifiziert wurden, kann die implizite kognitive Intervention (s.u.) ansetzen, um nach dem Gehalt der Befürchtungen zu fragen, bzw. diesen sogleich zu hinterfragen (in der Therapie würde man erst einmal breit gefächert sammeln, um dann systematisch zu bearbeiten).

Leitfragen zur Bedeutung der Angst vor Ablehnung
- ▶ „Und wenn jemand Sie ablehnt, welche Bedeutung hat das für Sie?"
- ▶ „Was wäre an dieser Zurückweisung so entsetzlich?"
- ▶ „Wofür ist Ihnen die Bestätigung durch andere so wichtig?"

4.3.2 Soziale Angst und Hoffnungslosigkeit

Eine andere katastrophale Bedeutung, die der Ablehnung zugemessen wird, ist der Glaube: „Wenn ich abgelehnt werde, kann ich nie wieder glücklich werden." Die Gedankenkette sieht stilisiert so aus:

> Jede Ablehnung = dauerhafte Ablehnung = aussichtsloses Unglück

Hinter einer gelegentlichen Ablehnung befürchtet jemand mithin dauerhafte Ablehnung und folgt der Generalisierung: einmal oder mehrmals = immer. Gegen diese ungünstigen Annahmen sind andere Disputationswege angezeigt als bei der Selbstabwertung. Hier gilt es, die Generalisierung in Frage zu stellen und auszuhebeln.

Leitfragen
- ▶ „Ist einmal gleich immer?"
- ▶ „Pauschalisiere ich jetzt diese Ablehnung?"
- ▶ „Werde ich vollständig abgelehnt oder nur ein Verhalten, das ich gezeigt habe?"
- ▶ „Ist mein ganzes Leben von jedem Zuspruch anderer abhängig?"
- ▶ „Wie kann ich damit angemessen umgehen lernen?"

Die Verknüpfung von Aussichtslosigkeitsgedanken mit Ablehnung durch andere ist kaum ohne zugleich bestehendes Selbstwertproblem zu finden. Warum auch sollte jemand schlussfolgern, immer abgelehnt zu werden, wenn er sich für liebenswert hält? Dann wird er einem solchen Ereignis keine große Bedeutung geben („Man kann nicht immer Glück haben.") und kurzfristig nur leichte Enttäuschung oder leichten Frust verspüren, um sich dann wieder neuen Möglichkeiten zuzuwenden. Daher ist es günstig, als Suchrichtung eine Selbstwertproblematik nicht aus den Augen zu verlieren, wenn die Bedeutungen betrachtet werden, die jemand der Situation der Ablehnung beimisst.

4.3.3 Frage- und Disputationstechniken bei Befürchtungen

Zusammengefasste Technik. Anders als in der Langzeittherapie, in der eine deutliche Unterscheidung von Bewertung und Befürchtung und dem damit assoziierten Gefühl erfolgt, wird in der Beratung und Kurztherapie die Identifizierung der Befürchtungen sogleich mit ihrer Disputation verbunden. Mit dieser zusammengefassten Technik kann auch in einmaligen Gesprächen ein Umstrukturierungsprozess angeregt werden, den der Klient fortan „by doing" weiter ausarbeitet. Gerade bei sozialängstlichen Alltagsreaktionen ist dieses Verfahren in der Beratung sehr wirksam. Oft sind die Klienten hinterher erst einmal überrascht, worüber sie sich vorher Sorgen gemacht hatten. Wenn die Klienten dann das Hinterfragen ihrer Befürchtungen im zweiten Lernschritt übernehmen, wirkt dies als zusätzlicher Gedankenstopp, da die Klienten gedanklich beim Hinterfragen und nicht bei den Befürchtungen sind.

Anwendungsbeispiel

Berater: „Sie haben mir eine Situation beschrieben, in der Sie sich ängstigen. Gibt es andere Situationen, in denen es Ihnen ähnlich geht?" (Berater testet die Extension des Problems.)

Klient: „Nein, ich lebe ziemlich sorgenfrei sogar. Ich weiß auch nicht, warum das so ist, aber immer in solchen Läden, da hab ich Ängste, die ich sonst nicht kenne. Ich hab ja auch viele Freunde und auch schon Freundinnen gehabt. Aber dieser Anfang in der Disko, mannomann fällt mir das schwer." (Berater sieht Hypothese bestätigt, dass der Klient ein punktuelles Problem hat, das einer Klärung in der Beratung zugänglich sein könnte und fährt fort.)

Berater: „Die Situation also ist: Sie betreten die Diskothek und befürchten, die Leute könnten Sie jetzt ansehen und über Sie reden und lächeln?"

Klient: „Ja, genau."

Berater: „Und das fänden Sie wie?"

Klient: „Unheimlich schlimm und schrecklich."

Wertung präzisieren. Der Klient hat eine katastrophisierende Wertung nun ausgesprochen. Oft werden hier Vermischungen von Gefühlen und Wertungen genannt, da ja keine explizite Einführung in die Terminologie der Kognitiven Verhaltenstherapie erfolgte („Das finde ich entsetzlich beschämend."). Eine beraterisch wohlgeformte, d.h. veränderungsoffene Formulierung kann hier implizit durch eine semantische Trennung des Gefühls von der Kognition erfolgen. Zugleich erfolgt eine Vergewisserung durch Spiegelung, ob der Klient sich verstanden sieht: „Sie meinen, das fänden Sie schrecklich peinlich, sodass Sie befürchten, sich zu schämen?" Im hier dokumentierten Gespräch konnte gleich die deutlich ausgesprochene Wertung des Klienten präzisiert werden.

Berater: „Was genau fänden Sie daran so unheimlich schlimm?"

Klient: „Na, dass die lachen."

Berater: „Was wäre daran so schlimm?"

Klient: „Na, das ist doch entsetzlich."

Berater: „Daran fänden Sie was so entsetzlich?"

Klient: „Dass ich dann zum Gespött würde."

Berater: „Das bedeutet für Sie was?"

Klient: „Das mag ich nicht."

Berater: „Ist nicht mögen und entsetzlich das Gleiche?"

Klient: „Nein, aber hier habe ich eben tausend Befürchtungen zusätzlich."

Berater: „Welche denn?"

Klient: „Tja, da kommt was in Bewegung – was eigentlich? Im Grunde fürchte ich das Lachen oder Lächeln von Einzelnen."

Berater: „Was fänden Sie daran entsetzlich?"

Klient: „Dann würde ich mich ganz klein und dumm fühlen."

Akzentuierungsstrategie. Nun ist der kognitive Bereich stimmig erfasst und auch der Grund für die Katastrophisierung, der zuvor getilgt war, ausgesprochen – zusammen mit der Befürchtung, sich selbst abzuwerten. Allerdings hat der Klient wieder ein Gefühl in die Kognitionen gemischt, wie dies umgangssprachlich völlig üblich ist. In diesem Beispiel wird aber gezielt auf eine Trennung von Fühlen und Denken hingearbeitet, um über das Denken das Fühlen zu beeinflussen – deshalb kann wieder implizit korrigiert werden.

Berater: „Dann verstehe ich, was Sie befürchten: Wenn die lachen, würden Sie sich für klein und dumm halten."

Klient: „Ja, genau so ist das."

Berater: „Das machen Sie öfter in so einer Situation, dass Sie befürchten, sich dann selbst runterzumachen?"

Klient: „Aber doch nur, weil ich denke, dass die anderen mich lächerlich machen könnten."

Berater: „Das habe ich noch nicht ganz verstanden! Gucken wir einmal konzentriert auf diesen wichtigen Punkt." (Akzentuierungsstrategie)

Klient: „Ja, aber eigentlich liegt das nicht an mir, sondern an der Situation mit den Leuten." (Der Klient wechselt die inhaltliche Ebene von seinem Wertsystem zu „den anderen", und der Berater muss nun zurück auf das schon erklärte Problem fokussieren.)

Berater: „Wenn Sie denken, 'Ich bin klein und dumm, wenn die anderen möglicherweise lachen', geht es Ihnen dann gut oder schlecht?"

Klient: „Schlecht, dann habe ich diese Angst."

Berater: „Genau, das verstehe ich sehr gut. Ich verstehe aber noch nicht ganz, wodurch Sie plötzlich klein und dumm werden, falls da einer lacht. Wären Sie das nicht, wenn keiner lachte?"

Selbstwertproblem-Disputation. An dieser Stelle erfolgt eine ad-hoc-Disputation des Selbstwertproblems, ohne jedoch auf die abstrakte therapeutische Ebene des Menschenwertdisputes einzusteigen. Diese Disputation zielt direkt auf diese für den Klienten situativ gebundene Reaktion.

Klient: (überlegt lange) „Tja, stimmt schon."

Berater: „Was?"

Klient: „Dass ich ja der Gleiche wäre, egal ob einer lacht oder nicht. Verblüffend."

Berater: „Worüber sind Sie verblüfft?"

Klient: „Diese Einsicht, dass mir da ja im Grunde gar nichts passiert, dass das alles nur in meinem Kopf abläuft. Entweder ich bin schon vorher unbedeutend und nichtig oder ich bin das auch hinterher nicht. Vielleicht muss ich lernen, mich unabhängig davon zu betrachten."

Berater: „Unabhängig wovon?"

Klient: „Davon, wie andere Leute, die mich ja nicht mal kennen, reagieren."

Berater: „Gute Idee! Schreiben Sie mir bitte zum nächsten Mal auf, was Sie sich in genau dieser Situation sagen können, um unabhängiger davon zu werden, was andere über Sie denken könnten. Fassen Sie Ihre Einsichten noch mal zusammen!"

Vermeidungen aufheben

Erhebliche Fortschritte können Klienten machen, wenn sie mit dieser neuen Erkenntnis die bisher vermiedenen Situationen aufsuchen. Wenn die Sozialangst zutreffend als nur punktuell diagnostiziert wurde, können sie durch eine Beratung genügend Anregung bekommen, um solche Situationen künftig zu meistern. Wenn generalisierte emotionale Probleme übersehen wurden, wird der Effekt gering sein bzw. das mögliche Bild des Klienten, ihm sei ohnehin nicht zu helfen, verstärkt werden.

Das dysfunktionale Selbstkonzept. Bei Befürchtungen vor Selbstabwertung, die dem Klienten als Angst vor Fremdabwertung erscheinen, kann in der Beratung über die wiederholte Frage nach dem selbstabwertenden Kern der Befürchtung in einem Zuge das dahinter liegende negative Selbstkonzept gekennzeichnet und bearbeitet werden. Dabei ist die Katastrophisierung hilfreich, die besagt, dass der Klient irgendetwas an seiner Befürchtung schrecklich fände, wenn das eintreten würde. Über die wiederholte Frage, was genau das Schreckliche ist, wird die Selbstabwertungsbefürchtung deutlich und sofort angegriffen.

Anwendungsbeispiel

Berater: „Wenn du nicht akzeptiert werden würdest, wenn du einen Fehler machst, was wäre daran so schrecklich?" (Beratung fand in einer niedrigschwelligen Selbsthilfeeinrichtung statt, daher die Du-Form.)

Klient: „Mmh, das bedeutet, dass ich irgendwie die Erwartung habe, dass …, dass …, dass die meisten Menschen das dann quasi gegen mich verwenden, das dann ausnutzen."

Berater: „ In welcher Art und Weise?" (Erfragen der Tilgung.)

Klient: „Ja, dass derjenige mich ja verletzen könnte."

Berater: „ Indem er was tut?" (Beharren auf Tilgungserfragung.)

Klient: „Indem er ja quasi mich auf diese Schwächen aufmerksam macht."

Berater: „Du denkst: Jetzt hab ich 'ne Schwäche gezeigt, und der andere könnte das ausnutzen, indem er dich darauf hinweist. Was fändest du daran schrecklich?" (Fasst noch einmal zusammen.)

Klient: (überlegt lange) „Ja also so was wie, dass er sagen könnte, du bist einfach zu blöde oder so was in die Richtung."

Berater: „Was hättest du daran so schlimm gefunden?"

Klient: „Äh, dass ich angenommen hätte, dass ich wirklich, äh, ja, einfach zu blöd bin."

Berater: „Du hättest das dann selbst geglaubt?"

Klient: „Ja."

Berater: „Was folgt daraus?"

Klient: „Daraus folgt, dass ich das eigentlich, ja, dass ich das einfach, äh, dass ich das trennen muss, was jemand gerade sagt oder was ich eben glaube, was der damit sagen will und wie ich mich dann einschätze daraufhin."

4.3.4 Niedergeschlagenheit und Scham

Niedergeschlagenheit und Scham haben ebenfalls häufig einen Grund im negativen Selbstbild des Klienten. Mit einer speziellen Fragetechnik für Kurzkontakte (s.u.) kann sehr schnell an den Kern der Selbstabwertung bzw. der befürchteten Selbstabwertung gelangt werden. Dieser Abschnitt grenzt an den Abschnitt über soziale Angst an, da auch hier Befürchtungen bearbeitet werden. Allerdings sind Fallbeispiele gewählt, in denen die Klienten nicht ihre Angst, sondern ihre Scham und Niedergeschlagenheit in den Vordergrund stellen.

> **Präzision und Separation**
> ▶ „Worüber denken Sie in der Situation angestrengt nach?" (Prozess präzisieren)
> ▶ „Wie fühlen Sie sich dabei?" (Gefühl separieren)

Anwendungsbeispiel
Eine 38-jährige Hausfrau berichtet, wie sie manchmal ins Grübeln komme, sich schäme und niedergeschlagen reagiere. Der Berater separiert den Prozess des Grübelns und die daraus folgende Gefühlskonsequenz.
Berater: „Worüber denken Sie dann angestrengt nach?"
Klientin: „Ob ich meinen Haushalt eigentlich richtig führe, ob ich nicht noch mehr tun könnte."
Berater: „Wie fühlen Sie sich, wenn Sie das denken?"
Klientin: „Ganz schlecht."

Worst-case-Technik. Der Berater lässt dieses unklare Gefühl so stehen (zumal die Klientin bereits Scham und Niedergeschlagenheit als ihre Problemreaktion benannt hatte), nimmt diese Unklarheit in Kauf und sucht den problematischen Hauptgedanken, indem er die Befürchtungen mit der Worst-Case-Technik erkundet und in den Antworten enthaltene Tilgungen sogleich hinterfragt.
Berater: „Wenn das so wäre, dass Sie nach Ihrem Maßstab zu wenig täten, was würde das für Sie bedeuten?"
Klientin: „Ja, dann wäre ich keine gute Ehefrau."
Berater: „Sagt wer?"
Klientin: „Die allgemeinen Maßstäbe."
Berater: „Die notwendigerweise jeder teilen muss?"
Klientin: „Nein, sicher nicht, das stimmt schon, aber wohl die meisten Menschen."
Berater: „Fassen wir das zusammen: Sie denken, dass Sie die Maßstäbe von Hausarbeit der Mehrheit nicht erfüllen. Angenommen, das wäre so, was würde das bedeuten?"
Klientin: „Ich komme mir dann so nutzlos vor."
Berater: „Sie meinen, wenn Sie nicht alles so machen, wie die Mehrheit sich das vorstellt, sind Sie vollkommen nutzlos?"

Klientin: „Das verstehe ich selber nicht, wenn ich das jetzt so ansehe. Ich verurteile mich da ja extrem."

Berater: „Was müssten Sie anders machen als bisher, um das zu ändern?"

Klientin: „Mir klar machen, dass ich nicht völlig nutzlos bin, nur weil ich meinen Haushalt anders führe und mir andere Dinge wichtig sind."

Berater: „Andere Dinge als das Urteil der Nachbarn?"

Klientin: „Ja, und dazu möchte ich auch stehen."

Berater: „Machen Sie mir das gleich mal vor, ich spiele jetzt Ihren Nachbarn!"

Auswertung. In dem Rollenspiel lernte die Klientin, Selbstakzeptanz aufzubauen und gegen Angriffe zu verteidigen. Auch zu diesem Problemkreis ist ein wirksames Arbeiten im Beratungssetting nur möglich, wenn die klinische Grenze zur Depression nicht überschritten ist und genügend Aktiva vorhanden sind, um solche Situationen nach dem Anstoß in die richtige Richtung zu meistern.

4.3.5 Minderheitenstigmatisierung

Themenzentrierte Beratung. Ein häufiger Spezialfall von Selbstwertproblematik ist die Abwertung für eine bestimmte Gruppenzugehörigkeit (z.B. allein erziehende Mutter, Schwuler, Alkoholiker). In der Beratung kann, sofern kein generalisiertes starkes negatives Selbstkonzept vorliegt, effektiv am minoritätenbezogenen Selbstbild gearbeitet werden. Die Klienten nehmen bisweilen eine Abwertung oder Verachtung durch andere wahr, die z.T. der Realität entsprechen kann, aber im angenommenen Umfang häufig nicht zutrifft. Die Stigmatisierung kann sogar als Co-Faktor einer problematischen seelischen Entwicklung zu einer generellen negativen Sicht der anderen sowie zu einer generellen negativen Selbstsicht beitragen (Winiarski, 1993, 2002a). Ist das der Fall, kann Beratung allein nicht helfen. Beratung kann dann aber neben einer Therapie und einer Teilnahme an Selbsthilfegruppen themenzentriert intervenieren (Winiarski, 1997a, 2001, 2002a).

Abgrenzungskompetenz gefragt. Wenn Therapie indiziert und auch durchgeführt wird, gilt es, in der Beratung sorgsam Interferenzen zu vermeiden, also nichts zu bearbeiten, was in die Therapie gehört. Das parallele Arbeiten birgt die Gefahr einer „Beziehungsflucht" vom Therapeuten zum Berater und umgekehrt. Häufig arbeiten Berater und Therapeut mit unterschiedlichen Konzepten, was bei einer überschneidenden Arbeit am selben Thema zusätzlich Verwirrung beim Klienten stiften kann. Aber auf den thematischen Punkt der Minderheitsproblematik konzentriert kann zusätzlich gearbeitet werden, vor allem wenn der Berater hierzu über mehr Wissen und Erfahrung verfügt als der Therapeut des Klienten. Dies ist oft in themenspezifischen Beratungsstellen der Fall, auf die Therapeuten ihre Patienten oft verweisen. Der Berater ist dabei manchmal hinsichtlich seiner Abgrenzungskompetenz gefordert, um sein Thema mit dem Klienten deutlich von der Therapie übergreifender Probleme und Störungen abzugrenzen.

Verinnerlichte Stigmatisierung. Ist bei einem Klienten, der einer stigmatisierten Gruppe angehört, die Wahrnehmung durch negative Sichtweisen verzerrt, liegt ein hilfreicher Zugang im Bearbeiten der negativen Selbst- und Fremdbewertungen sowie im Überprüfen negativer Erwartungen auf Realitätsgehalt. Dazu ist es sinnvoll, erst einmal nicht situationsspezifisch anzusetzen („In welcher Situation sehen Sie sich verachtet oder abgelehnt?"), sondern generell die verinnerlichte Stigmatisierung zu bearbeiten. Hierzu können sowohl die negativen Selbstattributionen als auch die vermuteten Abwertungen durch das soziale Umfeld aufgereiht und einzeln gemeinsam mit dem Klienten geprüft, relativiert oder widerlegt werden. Realistische Annahmen („Manche lehnen aber uneheliche Kinder ab."), werden ihrem Wahrscheinlichkeitsgrad nach eingeschätzt, ein konstruktiver Umgang mit ihnen wird erarbeitet.

Arbeit mit dem ABC-Modell. Die A-Verankerung des ABC-Modells wird also zugunsten einer breiten Diskussion der verinnerlichten Stigmata erst einmal aufgelöst. Es wird keine typische Situation herausgestellt, sondern typische Abwertungsmuster, die der Klient in vielen Situationen aktiviert, werden umstrukturiert. Dies ermöglicht einen schnelleren Zugriff auf Gedankenblöcke, die der Klient sehr weitgehend situationsunabhängig denkt. Die therapeutische Verankerung auf ein konkretes ABC wäre hier eher hinderlich. Der Klient muss ja keine Gedanken mehr anhand bestimmter Situationen herausarbeiten, da er sie bereits weitgehend kennt und sie bereits selbst als ausschlaggebend für seine Gefühle und generelle Selbstabwertung identifiziert hat. Der Berater kann direkt dort ansetzen. Dieses Vorgehen funktioniert bei Fällen, bei denen keine massive generalisierte Selbstabwertung erkennbar ist , z.B.

▶ bei einer allein erziehenden Mutter mit selbstabwertenden Gedanken „wegen" ihrer gesellschaftlichen Rolle als Alleinerziehende
▶ bei einem schwulen Mann, der, ansonsten seelisch stabil, mit typischer Coming-out-Problematik erscheint und diffuse homophobe Gedanken hegt
▶ bei einem anonymen Alkoholiker, der sein Selbstbewusstsein als AA ausgestalten möchte, aber sich für diese Gruppenzugehörigkeit abwertet.

Es können die selbstabwertenden Komponenten stark auf allgemeine Auffassungen über die Minderheitenrolle der Klienten bezogen und die verinnerlichten Urteile und Vorurteile herausgearbeitet und disputiert werden. Für die Klienten beinhaltet allein die gezielte Sichtung ihrer allgemeinen Auffassungen eine Abmilderung derselben, da sie sie durch die systematische Vorgehensweise eingrenzen können und sie ihnen damit als zu bewältigen erscheinen. Sofern im Screening keine gravierenden klinischen Probleme ausgemacht werden und die Klienten zudem deutlich benennen, worüber sie sprechen wollen, besteht die Intervention in einer genauen Auflistung und Ordnung ihrer internalisierten Diskreditierungen: „Schreiben Sie mir alle Vorurteile, die Sie für zutreffend oder zum Teil für zutreffend halten, zum nächsten Mal auf! Ordnen Sie sie bitte, damit sehr ähnliche Auffassungen beieinander stehen." Durch die erlangte Ordnung sind viele Klienten besonders motiviert, die Kognitionen zu bearbeiten. Ein weiterer Effekt ist häufig, dass Klienten anfangen, ihre Überzeugungen in Frage zu stellen. Diese Arbeit auf der Ebene der verinnerlichten allgemeinen Überzeugungen im Zusammenhang mit der Gruppenzugehörigkeit ist für Klienten oft ein Kick, auch ihre daran anknüpfenden Interpretationen und Bewertungen neu zu fassen.

Gesellschaftliche Achtung. Wenn Aspekte des Wertkonzeptes von den Stigmatisierungen abhängig gemacht werden, erfolgt die Arbeit an den weiter gehenden Befürchtungen. Häufig erklären Klienten dieser Gruppen, dass sie befürchten, nie gesellschaftliche Achtung zu erhalten. In diesen Fällen ist zunächst das Konzept gesellschaftlicher Achtung anzugreifen – die irrationale Verknüpfung von Wert und Zuspruch können herausgearbeitet werden. Sofern die Klienten keine sonstigen gerade akuten gravierenden Selbstwertprobleme haben, überwinden sie nach sehr kurzer Zeit ihre im sonstigen Leben eher abgelehnten Wertzumessungen und Applausfetischismen. Hinsichtlich der gesellschaftlichen Achtung sind in Beratung wie in der Therapie die folgenden Fragen hilfreich: „Welche Gesellschaft meinen Sie?" „Wollen Sie von denen Ihre Selbstakzeptanz abhängig machen?"

Wertkonzept hinterfragen. Als zweiten Schritt kann das Wertkonzept durch eine kurze Disputation aufgegriffen werden. In der Beratung reicht oft schon die Konfrontation mit den impliziten Aussagen des Klienten selbst in Form der sokratischen Frage.

Berater: „Sie meinen, wertvoll ist nur jemand, der sich verhält wie die Mehrheit?"
Klient: „Nein, das habe ich noch nie gedacht."
Berater: „Und eben, als Sie sagten: 'Ich fühle mich minderwertig, weil ich ja nicht lebe wie die Mehrheit'?"
Klient: „Tatsächlich, da tue ich dann das, was ich für völlig bekloppt halte."

Es ist günstig, diesen Moment in der Beratung festzuhalten, indem man dazu Aufgaben vorschlägt. Dies kann eine weiter gehende Besinnung über diesen Punkt sein, in der der Klient einmal reflektiert, wie er künftig seiner den eigenen Maßstäben widersprechenden Selbstabwertung entgehen kann. Für die Klienten kann dies die Weichenstellung sein, mit der sie ihr Wertkonzept an einem entscheidenden Punkt modifizieren. Der Klient kann auch ein kleines Aktionsprogramm zusammenstellen, um seine Einsichten zu festigen, z.B. Teilnahme an Selbsthilfegruppen oder Veranstaltungen mit Gleichgesinnten. In der kognitiv orientierten Kurztherapie kann eine Exposition in vivo angeleitet werden, bei der der Klient gezielt Gruppen aufsucht oder andere Menschen mit seinem vermeintlichen Stigma konfrontiert, um Reaktionen zu testen, aber auch sein Schamgefühl abzubauen.

Expositionsübung in vivo. Eine geeignete therapeutische Übung ist das Herstellen eines Schnellhefters mit dem Deckblatt „Selbsthilfegruppe Alleinerziehender" (oder je nach Thematik Alkoholiker, Schwuler, Arbeitsloser usw.) in 48-Punkt-Schrift. Diese Mappe legt der Therapiepatient in der U-Bahn oder auf der Parkbank neben sich, so dass sie sichtbar und lesbar für zufällige Passanten oder Mitfahrer ist. Diese Übung ist nicht für die Kognitive Beratung geeignet, sondern setzt therapeutische Motivation und Vor- und Nachbereitung voraus. Die kognitiv orientierte Kurztherapie setzt oft themenbezogener an als eine Langzeittherapie. Die Übungen sind auf einen eingeschränkteren Problemkreis zugeschnitten.

Expositionsübungen sollten immer vom Klienten vom Schwierigkeitsgrad her eingeschätzt werden. Begonnen wird mit Übungen auf geringer Schwierigkeitsstufe. Überforderung führt zum Bruch der Motivation oder zum Abbruch der Therapie. In Ausnahmefällen können Floodings (Reizkonfrontation auf höchster Stufe) ohne abgestufte Übungsleiter durchgeführt werden. Dies wird bei der Kurztherapie von Ängsten und Phobien bisweilen als effektivste Methode beschrieben (Broda & Senf, 2000, S. 206), allerdings aufgrund der hohen Drop-out-Raten und der zeitaufwendigen Ausgestaltung der Übungen unter Begleitung eines Therapeuten bei anderen Autoren bezweifelt. In neueren Darstellungen wird auf die besondere Problematik von Motivation und Einwilligung beim Flooding hingewiesen (Hand, 2000, S. 166ff.). Die Exposition ist Mittel zum Zweck: nach eingehender Vorbereitung werden Kognitionen während der Verhaltensübung erkannt und umstrukturiert, um emotional angemessener reagieren zu lernen.

4.3.6   Rigides Denken mit Wutreaktion

Subjektivierung. Wenn im Verlauf des Beratungsgespräches über Wutreaktionen und rigide Normenforderungen gesprochen wird, kann die an seinen Normen angesetzte KVT-Intervention Anregung für den Klienten sein, ein Umdenken zu beginnen. Hilfreich ist dabei, die Veränderungsarbeit des Klienten nach einigen Disputen über die Nichtgültigkeit seiner Normen für andere auch auf das Gefühl zu lenken, das hinter der Wut stand, also die Funktionalität seiner Wutreaktionen zu berücksichtigen. Es ist hilfreich, die Rolle der eigenen Sichtweise des Klienten bei seinen Wutreaktionen (Subjektivierung) herauszuarbeiten.

Anwendungsbeispiel
Klient: „Wenn sich jemand wie ein Schwein benimmt, dann äh …"
Berater: „Du meinst, wenn jemand sich auf eine Weise benimmt, die du als Sauerei ansiehst?"
Klient: „Nee, nee, die jeder als Sauerei ansieht!" (Objektivierung des subjektiven Standpunktes.)
Berater: „Sag mal ein Beispiel!"
Klient: „Ja, wenn du dabeistehst, und einer erschießt seine Mutter."
Berater: (Zeigt durch nonverbale Zeichen, dass er der Logik nicht folgt, wonach der Klient sofort seine Gedanken um Alternativen bereichert.)

Klient: „Obwohl, es könnte dann auch Abstufungen geben."
Berater: „Halt!"

Haltesignale setzen. Würde der Klient hier nicht bereits auf das Haltesignal selbst wieder beginnen, an Alternativen zu arbeiten, hätte man jetzt gefragt, wovon diese Abstufungen abhängen. Hätte er andererseits geantwortet, ja, jeder sieht das genauso, dann hätte man ihn aufgefordert, sich verschiedene Personen vorzustellen, z.B. einen Pastor, einen Polizisten usw. Praktisch nie antworten Klienten dann genauso wie im ersten Anlauf. Weitere Alternative: „Kann es auch jemanden geben, der darüber sehr traurig ist?" „Und wenn das jemand sehr schade findet, was fühlt der dann?"

Einwilligung erzielen. In einem anderen Beispiel suchte ein Klient einen Ansatzpunkt, an seiner Wutreaktion zu arbeiten, die er als unangemessen beschrieb. Der Klient hatte kein Bedürfnis nach Psychotherapie und wünschte sich – typisch für das Beratungssetting – lediglich eine Anregung. In der Therapie bei Wut- oder Ärgerreaktionen wird eher am dahinter liegenden Grundproblem angesetzt. Ärger kann als Kompensation anderer unangenehmer Gefühle wie Angst oder Scham erscheinen. Dagegen besteht in der Beratung die Möglichkeit, ad hoc einen Disput über Gerechtigkeit und dergleichen als kognitive Bestandteile von Wut-ABCs zu führen, um eine initiale Anregung zu geben, mit der die Klienten dann selbst weiterarbeiten. In der Screening-Phase muss man sich zuvor besonders sorgfältig vergewissern, dass keine schweren emotionalen Störungen vorliegen, sofern diese eben im Beratungskontakt erkennbar sind. Dieser Klient war Mitte Zwanzig und wollte wissen, wie er seine sporadische auftretende Aufregung (z.B. über andere Verkehrsteilnehmer) vermeiden könne. Er präsentierte auf die Frage, was das für ihn bedeute, dass er durch unachtsame Fahrer aufgehalten werde, sogleich ein Gerechtigkeitskonzept. Der Klient sah seinen Gerechtigkeitsgedanken explizit auch als zentral bei seiner emotionalen Reaktion an.

Berater: „Habe ich Sie richtig verstanden, dass Sie sich immer dann, wenn Sie etwas ungerecht und unmöglich finden, so aufregen?"
Klient: „Ja, genau so läuft das ab."
Berater: „Und wenn Sie diese Ereignisse nicht so ungerecht fänden?"
Klient: „Dann wär das okay, aber genau da hab ich 'ne Blockade."
Berater: „Sie meinen, bislang ist Ihnen das nicht gelungen, das anders zu betrachten?" (Implizite Auflösung der Nominalisierung oder Prozesstilgung „Blockade".)
Klient: „Nein, das ist der Punkt!"
Berater: „Möchten Sie jetzt an diesem Punkt arbeiten?" (Arbeitsauftrag bestätigen lassen.)
Klient: „Gern, ja."

Arbeitsauftrag. Sich des Arbeitsauftrages rückzuversichern, ist gerade bei Wutreaktionen wichtig, um Widerstand beim Disputieren zu mildern. Anders als in der Therapie kann man in der Beratung keinen allgemeinen Disput über die rigiden Gedankenstrukturen und Normenforderungen führen. Man greift stattdessen die vom Klienten als typisches Beispiel für seine Ärgerreaktion geschilderte Situation heraus und arbeitet an diesem konkreten Beispiel.

Berater: „Was wäre nach Ihrer Auffassung denn in dieser Situation gerecht?"

Klient: „Wenn sich alle an die Regeln halten!"

Berater: „Ist das für alle genauso einfach?"

Klient: „Anscheinend wohl nicht. Das sieht man ja. Manche konzentrieren sich besser, andere sind erfahrener, klar."

Berater: „Da bin ich Ihrer Meinung. Ich habe gerade darum noch nicht verstanden, wieso Sie das gerecht fänden, wenn für all diese unterschiedlichen Menschen die gleiche Regel gilt."

Klient: „Mmh, weil es ja eine Regel geben muss, um sich auf etwas berufen zu können. Sonst würde ja jeder sein eigenes Gesetz schaffen."

Berater: „Meine Frage ist nicht, ob die StVO zu etwas nütze ist, sondern nur, ob das gerecht ist, dass so unterschiedliche Menschen alle nach dem gleichen Maßstab beurteilt werden."

Klient: „Ich sehe das so weit ein, das ist auch nicht gerecht, nein."

Berater: „Weil?"

Bei neuen Einsichten für den Klienten in der Beratung ist die sofortige Festigung der neuen Bs durch einen Rollentausch sinnvoll (Advocatus-diaboli-Technik, s. 7.1), da ja zumeist kein systematisches Training wie in einer Therapie folgt und – wie der nächste Abschnitt zeigt – die neuen Erkenntnisse sehr schnell wieder gemieden werden.

Klient: „Also das (überlegt), wie war das jetzt … Warum das Gesetz nicht sinnvoll ist?"

Berater: „Nein. Es mag sinnvoll sein, um bestimmte Ziele zu erreichen. Meine Frage ist: Warum ist das gleiche Gesetz für alle ungerecht, obwohl es Ihnen sinnvoll erscheinen mag?"

Klient: „Das ist ja tatsächlich eine andere Frage, ja. Ich hab das so noch nie gesehen."

Berater: „Und eben gerade, erinnern Sie, was Sie mir sagten?"

Klient: „Ja, da war der Punkt, dass ich das auch ungerecht fand."

Berater: „Weil?"

Klient: „Tja, da muss ich mich ganz schön quälen, aber das ist wohl gut so."

Berater: „Nehmen Sie mal dies Blatt hier, überlegen Sie einige Minuten in Ruhe, und schreiben Sie einmal alle Gründe, die Ihnen einfallen auf, warum gleiches Recht für alle ungerecht ist."

Der Klient notierte sehr viele Gründe, darunter: Nicht jeder hat die gleiche Begabung; nicht jeder hat die gleiche Erfahrung; jemand könnte gerade seinen Job verloren haben; jemand fühlt sich nicht gut und ist unkonzentriert. Nach etwa zehn Minuten wurde das Gespräch fortgeführt.

Klient: „Das fällt mir ja wie Schuppen von den Augen. Ich glaube, das wird mir sehr helfen, meine Urteile zu überdenken."

Berater: „Was können Sie tun, um Ihre neuen Sichtweisen in Fleisch und Blut übergehen zu lassen?"

Klient: „Ich müsste mir das dann vergegenwärtigen, wenn ich mich aufrege oder gerade beginne."

Berater: „Genau! Versuchen Sie, alle Gründe aufzuschreiben, die Sie kennen, und gehen Sie sie in Gedanken täglich durch. Sie können sich dabei noch unterstützen, indem Sie sich eine Karte mit diesen Gründen ans Armaturenbrett kleben. Und wenn Sie ein paar Minuten Zeit haben, stellen Sie sich diese Situation vor, und arbeiten Sie aus dem Kopf gegen Ihren alten Gerechtigkeitsglauben an."

Auswertung. Besonders bei Klienten, die schnell verärgert reagieren, kann einer Verclinchung vorgebaut werden, indem der Berater sich immer wieder des Arbeitsauftrages versichert und keine direktiven Veränderungsaufforderungen ausspricht. Denn diese lösen genau die Reaktion beim Klienten aus, die er – bei gutem Rapport – abbauen möchte: Wut und Ärger. Häufig gehört zur Ärgerreaktion ein Gerechtigkeitsdenken mit strengen, rigiden Normen in Kombination mit Schwarz-Weiß-Denken. Der Klient ärgert sich dann über etwas, das Menschen ihm gegenüber getan haben und sieht als einzige Alternative zur Wut die Gleichgültigkeit, die er aber ablehnt und die auch in der Tat unangemessen ist, wenn etwas unseren Interessen zuwiderläuft. Der Berater verwendet daher Zeit darauf, zwischen den Extremen „total ungerecht/unmöglich" und „total gleichgültig" Alternativen herausarbeiten zu lassen, z.B. „nicht wünschenswert". Umgekehrt aktiviert er den Klienten, eine Alternative zu entweder „gerecht" oder „unsinnig" aufzubauen. Wenn der Klient ein geschriebenes oder ungeschriebenes Gesetz als gerecht bezeichnet und dies zu Wut führt, wenn jemand dagegen verstößt, kann der Berater den Gerechtigkeitsbegriff relativieren und der Subjektivität überführen, ohne damit der vom Klienten für gültig befundenen Regel den Sinn abzusprechen. Der Berater fokussiert auf die rigide Behauptung, etwas sei gerecht und müsse eingefordert werden, und lässt im Gespräch eine Alternative entstehen: Das vermeintlich Gerechte ist weder objektiv gerecht, noch als absolute Forderung haltbar. Die Alternative kann sein, etwas sinnvoll zu finden, ohne mit der wuterzeugenden absoluten Forderung aufzuwarten, jeder müsse sich unbedingt daran halten. Eine Alternative zu diesem Vorgehen ist die elegante Lösung, etwas als ungerecht anzuerkennen, aber zugleich auch zuzugestehen, dass in der Welt eben vieles ungerecht ist und auch sein darf, weil es keinen Sinn macht, unter emotionaler Aufwallung zu fordern, etwas dürfe nicht existieren, das es nun einmal gibt.

Am Ende des Dialoges aktiviert der Berater den Klienten sogar dazu, eine Gegenposition zu seinen bisherigen absoluten Forderungen aufzustellen und den zunächst als gerecht bezeichneten Sachverhalt (gleiches Recht für alle) einmal unter dem Aspekt der Ungerechtigkeit zu betrachten. Der Klient relativiert dabei sein Gerechtigkeitsdenken und erkennt es als abhängig vom subjektiven Standpunkt. Der subjektive Standpunkt aber ist mit absolutistischen Forderungen unvereinbar. Subjektiv befundene Gerechtigkeit ist nichts Absolutes mehr, das unbedingt sein müsste.

4.3.7 Zerstörerische Aggression

Einige Klienten reagieren mit Wutanfällen, bei denen sie Beziehungen gefährden oder Gegenstände zerstören. Oft haben sie irgendwann gelernt, es sei gut, schnaubend vor Ärger mit der Faust auf den Tisch zu hauen, um sich durchzusetzen. Irgendwann spüren sie die Nebenwirkungen: innerer Aufruhr, Anspannung, teilweise psychosomatische Beschwerden. Ein Teil der Aggressionen richtet sich auf alltägliche Dinge, wie abstürzende Computer oder umkippende Kaffeetassen. Die vermeintlich so positive Reaktion der Wut erscheint in diesen Momenten besonders absurd. Denn während man sich im Umgang mit Menschen noch vormachen kann, diese durch Aggressionen zu verändern, trifft das bei Gegenständen nicht mehr zu.

Anwendungsbeispiel
Klient: „Wenn irgendetwas nicht so läuft wie geplant, zum Beispiel ein neu installiertes Programm, raste ich förmlich aus und schreie Scheiße! Manchmal zerdepper ich dann noch etwas."
Berater: „Hilft's?"
Klient: „Ja, ein bisschen, um die Wut abzubauen."
Berater: „Wie wäre es, diese Wut gar nicht erst entstehen zu lassen?"
Klient: „Wie soll das gehen?"
Berater: „Wie schaffen Sie es denn, wütend zu werden?"
Klient: „Das geht immer von selbst, ist immer schon da."
Berater: „Sie meinen, Sie reagieren immer ausschließlich wütend?" (Generalisierung und Passiv auflösen.)
Klient: „Nein, nein, nur zu oft. In bestimmten Situationen eben, die meinen Brass auslösen."
Berater: „Wie kann eine Situation bei Ihnen ein Gefühl auslösen?" (A-C-Beziehung auflösen.)
Klient: „Einfach so, indem ich sie erlebe."
Berater: „Erleben Sie die Situation dann als gut oder als schlecht?" (Negative Bewertungen spiegeln.)
Klient: „Gar kein Ausdruck, als totale Scheiße!"
Berater: „Was kann die Situation dafür, dass Sie sie so finden?"
Klient: „Im Grunde nichts, aber soll ich ein abstürzendes Programm etwa schön finden?"
Berater: „Gibt es nur totale Scheiße und schön oder noch was dazwischen?" (Dichotomes Denken auflösen.)
Klient: „Nun, es gibt noch Abstufungen, man müsste das nicht so hart sehen."
Berater: „Und falls nicht, was wäre das Ergebnis?" (Verstärker für neue Reaktion spiegeln.)
Klient: „Weniger Wut, ja, ja." (Verschränkt rasch die Arme und schaut ungläubig.)
Berater: „Aber?" (Durch Körpersprache signalisierte Dissoziation erfragen.)

Klient: „Aber ich seh das eben dann so."

Berater: „Wollen Sie lernen, das zu ändern?" (Arbeitsauftrag einholen.)

Klient: „Ja, aber wie?"

Berater: „Wie sähe das jemand, der sich dadurch nicht groß aus der Ruhe bringen lässt?" (Umstrukturierung der Bs beauftragen/Aktivierung.)

Klient: „Der sagt sich, so ist das Leben! Das ist nicht zu ändern, ich kann jetzt nur versuchen, den Schaden zu begrenzen, und das Leben geht auch so weiter."

Berater: „Ist es für Sie eine Methode, alles, was schief läuft als Übung zu sehen, als willkommene Möglichkeit, sich in Gelassenheit zu üben und hartnäckig gegen die Gedanken anzugehen, mit denen Sie sich sagen, das sei totale Scheiße? Indem Sie sich immer wieder vor Augen führen, dass daran nichts total schlecht ist, sondern Sie ganz gut leben und das auch weiterhin können und dass so was eben passiert?"

Klient: „Ja, das ist aber auch nicht leicht."

Berater: „Ist das dennoch möglich?"

Klient: „Ja, ich glaube das."

Auswertung. Motivation zum Ärgerabbau kann durch ein Vorspiegeln der Folgen initiiert werden. Dem Klienten wird transparent, dass er durch seine Wutanfälle Schaden anrichtet, ohne etwas konstruktiv zu verändern. Der Berater greift die alte weit verbreitete These auf, nach der die Wuthandlung nützlich sei, um Dampf abzulassen, und bringt als Alternative die Möglichkeit ein, den Dampfdruck gar nicht erst aufkommen zu lassen. Er lässt sich den Arbeitsauftrag an diesen Wutgedanken ausdrücklich bestätigen und baut zwischen den dichotomen Bewertungen eines misslichen Umstandes „total schlecht" und einem (unrealistischen) „schön" wieder alternative Sichtweisen auf. Der Klient wird unterstützt und angeleitet, aktiv nach Neubewertungen einer Situation zu suchen und sich als Lernmodell jemanden vorzustellen, der eine Situation, in der etwas schief geht, weniger radikal bewertet. Der Berater fragt offen und ohne direktive Ratschläge, ob der Klient weitere Wutreaktionen als Möglichkeit für sich annehmen mag, sich in Realitätsakzeptanz und damit mehr Gelassenheit zu üben, und vermeidet damit ein Aufbegehren gegen etwaige „Sie-sollten-Vorschläge".

5 Beratung bei Trauer

5.1 Verlust und Krankheit

Realer Verlust oder Deprimiertheit? Trauer wird in der Kognitiven Verhaltenstherapie als angemessene Reaktion auf Verlusterlebnisse gesehen. Trauer wird allerdings auch von Klienten oft als sozial akzeptableres Synonym für Deprimiertheit verwendet. Der Grat zwischen beiden Gefühlen ist oft schmal. Eine pragmatische Unterscheidungsmöglichkeit sind die damit verbundenen Gedanken. Handelt es sich eher um die Auseinandersetzung und Verwindung eines realen Verlustes, spricht man von Trauer. Bei Perspektivlosigkeit und Resignation sind Worte wie Deprimiertheit oder Niedergeschlagenheit zur Unterscheidung nützlicher. Häufig beinhaltet die Trauerarbeit in Beratung und Therapie Momente aus beiden Empfindungen. Verlusterlebnisse sind für schon länger deprimierte Menschen aber oft ein weniger stigmatisierter, vermeintlich objektiver Grund, sich mit ihren emotionalen Belastungen auseinander zu setzen bzw. sich ein Recht auf Therapie und Schwäche zuzugestehen. Dies kann dazu führen, dass in der Beratung die Deprimiertheit nicht in ihrem vollen Ausmaß wahrgenommen wird und unter dem Etikett der Trauerarbeit eine kurzfristige Hilfe versucht wird, wo es besser wäre, Therapiemotivation zu wecken. Unsere Screening-Phase (s. 3.3.4) kann hier wieder hilfreich sein, kurzfristige Trauerreaktionen von schon länger bestehenden emotionalen Turbulenzen zu unterscheiden und beraterische Konsequenzen daraus zu ziehen (s. 3.3.2, 3.3.3). Denn wenn bei erkennbarer Deprimiertheit nur eine Bearbeitung der Trauer erfolgt, kann die Hoffnungslosigkeit der Klienten, dass ihnen nichts helfen kann, noch verstärkt werden. Sie machen dann die Erfahrung, dass die Beratung nichts oder wenig fruchtet, weil sie zu kurz greift. Wenn ihnen dann parallel keine längerfristige Veränderungsperspektive eröffnet wird, kann Resignation und damit eine verstärkte Depression die Folge sein.

Trauerarbeit. Es kommen aber auch Menschen in die Beratung, die trauern, ohne dabei deprimiert zu sein. Ein grundlegendes emotionales Problem muss sich dahinter nicht verbergen, da extreme Trauer oft mit zunächst unsicheren Reaktionen und Zweifeln an ihrer Überwindbarkeit einhergeht. Da im Alltagssprachgebrauch zumeist keine trennscharfe Unterscheidung zwischen Deprimiertheit und Trauer getroffen wird, wird zunächst im Screening mit der Zeitachse erkundet, ob tatsächlich eine Reaktion auf einen Verlust vorliegt („Haben Sie auch vorher schon solche Phasen der Trauer oder Niedergeschlagenheit durchlebt?"). Wenn befunden wird, dass wahrscheinlich eine Trauerreaktion auf einen Verlust vorliegt, sind mit dem Klienten neue Perspektiven zu erarbeiten. Wenn jemand keinerlei Perspektiven produzieren kann, sollte man erneut auf Deprimiertheit prüfen. Der aktivierende Dialog ist geeignet, Bewältigungsstrategien herauszuarbeiten, die darauf beruhen, dass Trauer überwindbar und nicht katastrophal ist und immer auch neue Perspektiven und Handlungsmöglichkeiten beinhaltet. Trauer ist ein Aber-Gefühl, weil der Verlust zwar schlimm erscheint, *aber* das Leben deshalb nicht insgesamt ziellos und hoffnungslos verlaufen muss. Eine Leitkognition zur Bewältigung kann sein: „Es geht mir jetzt schlecht, aber ich kann aus meinem Leben auch mit diesem Verlust noch etwas machen, an dem ich Freude gewinne. Ich kann mir neue Ziele setzen, meine Trauer überwinden und neue Möglichkeiten finden."

Bewältigung von Trauer – Leitkognitionen

▶ Trauer ist langfristig überwindbar.
▶ Ein Verlust beinhaltet auch einen Neubeginn.
▶ Ein Verlust wird oft unrealistisch hoch eingeschätzt.
▶ Es wird möglicherweise nur auf den Verlust geschaut, und neue Perspektiven werden übersehen.

Einem Einwand sei vorgegriffen: Es gibt in selteneren Fällen so schwere Verluste, dass eine Perspektivenbildung fast unmöglich wird. Bei schweren Erkrankungen, die nur noch Schmerzen und den Tod mit sich bringen, bleibt als Alternative lediglich, die Augenblicke bis zum Dahinscheiden anzunehmen und Abschied zu nehmen. Als einzige Perspektiven können Spritzen gegen den Schmerz und abschließende Gedanken verbleiben. Manchmal beinhalten diese Momente noch Aussöhnungen mit nahen Menschen oder mit dem eigenen Leben. Die Auseinandersetzung mit einer solch schweren Erkrankung durchläuft M. Schwartz (2001), dessen Buch „Weisheit des Lebens" für Trauernde, aber auch deren Angehörige und Berater eine Quelle der Inspiration werden kann. Das Buch enthält eine für den Kranken sehr authentische Botschaft, die ein gesunder Berater oder Therapeut sehr viel schwerer vermitteln kann. Der beeindruckende realistische und doch immer wieder hoffnungsschöpfende Umgang mit der tödlichen Krankheit reicht zumeist auch sehr nah an die Worte der kognitiv orientierten Therapie heran. Gute Coping-Strategien für den Umgang mit gesundheitlichen Einschränkungen und deren emotionale Bewältigung enthalten auch die sehr persönlichen Ausführungen von Ellis (Ellis & Blau, 1998, S. 195ff.), der seine eigenen körperlichen Beeinträchtigungen beschreibt und trotz schwerer Diabetes und weiterer Handicaps u.a. beim Sehen und Hören ein ungewöhnlich aktives Leben führt. Eine ausführliche Anleitung zum Umgang mit Verlusten durch Erkrankungen findet sich außerdem bei Ellis und Abrams (1994). Bei der Trauerbearbeitung sind Leitfragen zielführend (s. Kasten).

> **Leitfragen bei Trauer**
> ▶ „Auf welche Weise haben Sie früher einen solchen Verlust verkraftet?"
>   (Viele Klienten beschreiben daraufhin einen Umorientierungsprozess, aus
>   dem sie Anregungen für die Verwindung ihres aktuellen Verlustes ziehen
>   können. Förderlich ist es, diese früheren Aktiva auflisten und daraus kon-
>   krete Aktivitäten ableiten zu lassen.)
> ▶ „Ich kann nachvollziehen, dass Sie X jetzt als sehr schwer erleben. Gucken
>   wir einmal in die Zukunft: Gibt es für Sie neue Möglichkeiten, die Sie vor-
>   her nicht nutzen konnten?"
> ▶ „Gab es auch Dinge an X, die Sie gar nicht mochten?" (Z.B. Verlust bei
>   Trennungen.)
> ▶ „Hilft es Ihnen jetzt, nur auf den Verlust zu schauen? Welche anderen Mög-
>   lichkeiten haben Sie, um Verlust X besser zu verkraften?"

Anwendungsbeispiel: Trennungsproblematik

Eine 39-jährige Frau ist von ihrem Partner verlassen worden.

Klientin: „Meinen Sie, ich werde das verkraften können?"

Berater: „Was meinen Sie, wovon das abhängt?"

Klientin: „Na ja, ob ich jetzt den Kopf hängen lasse oder mir sage: Gute Miene
machen!"

Berater: „Sie meinen nur mit 'Guter Miene' können Sie Ihren Verlust verwinden?"
(Berater greift implizit zwei versteckte Irrationalitäten an: das unrealistische Ziel,
es müsse ihr jetzt gut gehen bzw. sie müsse Fröhlichkeit spielen, sowie die Vermutung, die einzige Alternative zur Resignation sei die „gute Miene".)

Klientin: „Na ja, man könnte ja auch trauern, ohne daran zugrunde zu gehen.
Aber es ist ganz schwer für mich jetzt."

Berater: „Das verstehe ich sehr gut! Haben Sie sich selbst schon Gedanken darüber
gemacht, wie Sie diesen Verlust bearbeiten können?"

Klientin: „Ich sage mir, ich kann jetzt nicht nur klagen. Ich habe ja auch allerhand,
was mich befriedigt."

Berater: „Sie finden an vielem also noch Gefallen, woran?" (Präzisierung und
Verstärkung der eigenen Ressourcen.)

Klientin: „Mein Beruf, meine Musik, meine Freunde. Ich sage mir dann, Trauer ist
nicht alles."

Berater: „Gut! Wobei nun meinen Sie, könnten Sie noch ein wenig besser zurechtkommen?"

Klientin: „Ich trauere so viel. Kann man sich nicht trotzdem mehr ablenken? Vor
allem, was kann ich an den einsamen Abenden tun, wenn meine Freunde gegangen sind?"

Berater: „Was tun Sie denn bisher?" (Prüfen von Aktiva.)

Klientin: „Ich heule oft, und dann bleibe ich bei meinen Gedanken an die Zeit mit
meinem Freund und denke, es war doch alles so schön."

Berater: „Alles?" (Relativierung einer Generalisierung.)

Klientin: „Äh, nein, nein, nicht alles. Da mache ich mir auch was vor, das sehe ich ein."

Berater: „Ja, halten wir das fest: Sie fühlen sich umso trauriger, je schöner Sie das, was Sie verloren haben, färben." (Verstärkung der Erkenntnis, dass Denken und Trauer zusammenhängen.)

Klientin: „Ja, das ist wirklich so."

Berater: „Und realistisch besehen, hatte Ihre Beziehung da nur Vorteile?" (Aktivierender Dialog zur Realitätsprüfung.)

Klientin: „Bestimmt nicht. Aber der Verlust ist trotzdem da."

Berater: „Ja, Sie haben einen Verlust erlitten, den Sie manchmal überhöhen. Welche Nachteile hatte Ihre Beziehung denn?"

Klientin: Na, es gefällt doch jedem etwas nicht am Partner, oder?"

Berater: „Ja, und was hat Ihnen nicht gefallen?"

Klientin: „Sie wollen, dass ich mich durchringe, das zu sehen, nicht?"

Berater: „Ja, genau das wünsche ich Ihnen. Wollen Sie lieber nur den Verlust sehen?"

Klientin: „Nein, nein. Ich tue mich nur schwer."

Berater: „Deshalb frage ich immer wieder nach."

Klientin: „Ja, in Ordnung. Also, ich muss jetzt mal durchatmen und dann los! Ich sehe schon, dass wir viele Nervereien hatten und auch Streit. Das will ich vielleicht nur ungern wahrhaben, weil wir so eine Vorzeigebeziehung waren bei Freunden. Aber es stimmt. Ich sollte diese Fassade bröckeln lassen."

Berater: „Ich mache Ihnen einen Vorschlag: Schreiben Sie einmal alles auf, was Ihnen an Ihrer Partnerschaft nicht gefallen hat. Dann notieren Sie, welche Möglichkeiten Sie in einer neuen Partnerschaft haben, die Sie in Ihrer letzten Beziehung nicht verwirklichen konnten. Schließlich notieren Sie zehn Punkte an Aktivitäten, die Sie unternehmen möchten, um wieder eine Partnerschaft aufzubauen. Und schreiben Sie gleich hinzu, wann Sie damit beginnen. Beim nächsten Mal sprechen wir darüber, wenn Sie mögen."

Auswertung. Der Berater aktiviert die Klientin, aus ihrer auf den Verlust fixierten Haltung herauszugehen. Die Klientin wird angeregt, Gedanken zu denken, die sie sich zuvor verboten hatte, und ihre Partnerschaft realistischer einzuschätzen. Das Verharren im Verlust wird für die Klientin als problemfördernde Haltung deutlich. Angemessene Trauer wird von einem ausschließlich in der Trauer verharrenden Verhalten separiert. Am Ende des Dialoges wird sie angeleitet, ihre Gedanken auf die Zukunft und konkrete Aktivitäten zu richten. Der nachfolgende Kasten fasst die wesentlichen Punkte zur Bearbeitung von destruktiver Trauer zusammen.

> **Bewältigung von Enttäuschung und Verlust**
>
> ▶ So schön, wie man sich etwas ausmalt, das man nicht hat oder verloren hat, ist zumeist nichts auf der Welt. Verluste werden in der Erinnerung oft übersteigert. Sinnvoll ist es, zu einer realistischen Einschätzung zurückzukehren und zu neuen Perspektiven zu finden.
>
> ▶ Wir wünschen uns manchmal am meisten das, was wir nicht haben oder nie bekommen können. Sich etwas stark zu wünschen ist etwas anderes, als zu glauben, ohne die Wunscherfüllung nicht leben zu können.
>
> ▶ Verlusterlebnisse können ein Ansporn sein, die einem (noch!) gegebenen Dinge des Lebens nicht als selbstverständlich hinzunehmen, sondern mit Dank und Achtsamkeit.
>
> ▶ Ein Leben ohne Momente der Trauer ist schwer vorstellbar.
>
> ▶ Wohl niemand hat oder behält alles, was er sich wünscht.
>
> ▶ Der Verlust kann uns lehren, das, was wir haben, in vollen Zügen zu genießen.

5.2 Endlichkeit

Wer in der Begleitung und Beratung kranker Menschen tätig ist, wird oft mit der Endlichkeit des Daseins konfrontiert. Betretenes Schweigen beim Berater oder Kopf-hoch-Zuspruch können das Ergebnis einer zu geringen Durcharbeitung dieses Themas sein. Zur Reflexion und Selbsterfahrung finden Sie im Folgenden zwei Übungen:

> **Übung: Auseinandersetzung mit begrenzter Lebenszeit**
> Nehmen Sie sich mindestens 20 Minuten Zeit. Stellen Sie sich vor, Sie hätten nur noch einen Tag zu leben. Nehmen Sie sich Zeit, diese Vorstellung innerlich auszugestalten. Schließen Sie die Augen dabei. Stellen Sie sich dies so plastisch und deutlich vor, wie Sie können. Wenn Ihnen das liegt, wählen Sie als Hintergrundmusik ein Requiem oder ein anderes Stück, das Sie mit Tod verbinden. Lassen Sie zur Verstärkung Ihrer Eindrücke Bilder von Beerdigungen, die Sie erlebt haben, an sich vorüberziehen. Wandern Sie in der Vorstellung über einen Friedhof. Kreisen Sie mit Ihren Assoziationen und Stimmungen um das Thema Tod.
> Jetzt stellen Sie sich nochmals vor, Sie müssten bald sterben. Wie würden Sie den Tag nun verbringen? Was würden Sie noch tun? Was würden Sie wem noch sagen wollen? Wo werden Ihre letzten Gedanken sein? Wenn das Sterben unvermeidlich ist, welche Gedanken erschweren es noch? Welche Gedanken erleichtern es Ihnen? Welchen Sinn können Sie Ihrem letzten Tag abgewinnen? Welche Hilfe von einem Berater hätten Sie gern?

Sie können sich diese Fragen vorher durchlesen oder immer wieder die Augen beim Lesen schließen und darüber meditieren. Schließlich schreiben Sie Ihre persönlichen Antworten auf all diese Fragen auf. Vielleicht wollen Sie auch noch weitere Gedanken und Empfindungen notieren. Die meisten, die diese Übung gemacht haben, konnten nicht nur Ihr Verhältnis zum Tod klären, sondern auch noch Schlussfolgerungen und Taten für ihr Leben daraus ableiten. Und Sie? Würden Sie alles genauso machen wie bisher, wenn Ihre Zeit begrenzt wäre? Oder leben Sie, als gäbe es „ewig" Zeit?

Einige berichteten sogar, dass sie die Übung in größeren Abständen wiederholten, um immer mal wieder zu checken, ob sie ihr Leben nicht genussvoller gestalten und einige Schwerpunkte ihres Lebens und eingefahrene Gewohnheiten ändern könnten.

Eine weitere Übung. Visualisieren Sie sich auf dem Sterbebett bei Ihrem letzten Gespräch. Sie können dies auch im Rollenspiel mit einem anderen Berater durchführen und auf Band aufzeichnen. Wenden Sie dieselben Fragen daraufhin an wie zu der ersten Übung.

Während in einigen religiösen und philosophischen Systemen der Tod enttabuisiert wird, erscheint er im Durchschnittsdenken des dynamisch-westlichen Menschen eher selten. Dabei beginnen wir bereits mit der Geburt zu sterben. Im Zen-Buddhismus wird ein Loslassen von irdischem Verlangen gepflegt, das in einer Bereitschaft, auch vom Leben zu lassen, enden soll (Ch. Beck, 1998, S. 157ff.). Ergebnis ist mehr Gelassenheit, da der Daseinskampf mit weniger Pathos angegangen wird. Mainländer (2003) sieht das Leben als Zuarbeit des Todes und euphorisiert das Sterben. Solche das absolute Gut des Lebens relativierenden Gedanken können helfen, eine realistischere und gelassenere Haltung als Berater zu finden, auch wenn man weder den Pessimismus Mainländers noch die Sinngebung des Buddhismus teilt.

Ein Kognitiver Berater bearbeitet die mit solchen existentiellen Fragen zusammenhängenden Gedanken nach den gleichen Kriterien, die er auch sonst anwendet. Er wägt ab, welche Betrachtungsweise am ehesten hilft, Schrecken und Leiden zu minimieren. Dass wir an dieser Stelle auch auf alte Philosophien verweisen, mag verdeutlichen, dass die Menschheit sich bereits viele Gedanken zu diesem Thema gemacht hat, die sich mit den Rationalitätskriterien der KVT vereinbaren lassen. Auch religiöse Gedanken beinhalten kognitive Bewältigungsstrategien. Allerdings beinhalten sie oft auch sehr spekulative und normative Elemente, die mit dem rationalen Denken der KVT unvereinbar sind und die auch problemauslösend sein können, wie z.B. Schuld- und Sühnevisionen sowie Versündigungsgedanken. Eine kognitive Arbeit an Befürchtungen in Bezug auf das Sterben versucht eher, spekulative moralische Verurteilungen abzubauen und die Prozesse um Leben und Tod realistisch zu betrachten. Es sei denn, der Klient spricht einem Glauben zu, der ihm bei der Bewältigung seines Leidens hilft. Eine kognitive Umstrukturierung erfolgt also nicht „aus Prinzip", sondern funktional nur an den Punkten, die leidensverstärkend wirken. Der Schrecken des Todes ist für viele Menschen ein Problem, dem sie sich zu früh zuwenden. Klientenaktivierende Fragen zur Umstrukturierung dieser Kognitionen können sein: Hilft es mir, wenn ich mich jetzt schon damit befasse, oder würde ich besser leben, wenn ich die unausweichlichen Dinge annehme, wenn sie anstehen, und die Zeit, die ich noch habe, nutze, um – trotz einer Erkrankung – ein wenig Freude zu empfinden? Diese kognitive Haltung ist wiederum eng mit dem aus vielen asiatischen Philosophien bekannten Prinzip des Geschehenlassens verknüpft. Eine andere Gruppe von Kognitionen bezieht sich auf die subjektiv empfundene Schrecklichkeit des Vergehens.

> Wer eher leidet als nötig, der mehr leidet als nötig.   (Seneca)

Mit dem Schrecken des Todes kann zweierlei gemeint sein: Wie schrecklich, dass es den Tod gibt, und wie schrecklich wäre es, ihn zu erleben. Zur Bearbeitung dieses Themas ist es nützlich einmal anzunehmen, es gäbe kein Sterben. Wie schrecklich wäre das erst? Stellen Sie sich vor, Sie müssten immer leben! Mit Schmerzen und Einschränkungen Ihrer Beweglichkeit, wenn Ihr Körper einmal krank wird. Ist es aus dieser Sicht nicht schön, dass es den Tod gibt? Übrigens: Ein bisschen Tod kennen alle Menschen: Wenn man einschläft, sinkt man für eine Zeit in einen bewusstlosen Zustand. Wenn wir nicht wieder aufwachen würden, hätten wir keine Gelegenheit mehr, den Verlust des Lebens zu betrauern. Nur aus der Sicht des Lebenden ist der Tod ein Verlust. Ein entschlafenes Bewusstsein kennt keine Trauer. Sie werden nach dem Sterben wohl nie mehr darüber verzweifeln, was Ihnen alles entgeht. Denn es gibt das Bedürfnis zu leben dann nicht mehr – folglich auch kein Bedauern.

6 Entscheidungstraining und Zeitmanagement

6.1 „Die Arbeit frisst mich auf"

Umkehrung des Passivs. Kennen Sie Menschen, die oft das Klagelied überquellender Terminkalender und der sie auffressenden Arbeit anstimmen? Einfache kognitive Strategien dazu sind folgende Fragen: „Wie macht die Arbeit das?" „Wie schafft Ihr Terminkalender das?" Der Kognitive Berater erkennt die in solchen Formulierungen liegende Nominalisierung und Passivierung und erkundet mit dem Screening dahinter liegende emotionale Probleme, um sie gesondert zu bearbeiten (s. 3.3.2, 3.3.3, 3.3.4). Allerdings können die emotionalen Probleme zweitrangig sein, wenn es sich um dysfunktionale verselbstständigte Verhaltensmuster handelt. Verselbstständigte Muster, die der Klient als solche gar nicht mehr erkennt, können durch eine konsequente Umkehrung des Passivs klientenaktivierend herausgearbeitet werden.

Anwendungsbeispiel
Klient: „Die Arbeit wird einfach immer mehr!"
Berater: „Wie vermehrt sich Arbeit?"
Klient: (lacht) „Natürlich vermehrt die Arbeit sich nicht von selbst, aber ich muss meinen Laden auf Trapp bringen."
Berater: „Sonst?" (Erfragen der Auslassung.)
Klient: „Sonst verliere ich Kunden."
Berater: „Daran wäre was so schlimm?"
Klient: „Ich weiß nicht, ob ich dann überlebe."
Berater: „Woran würden Sie sterben?"
Klient: „Nicht ich, das stimmt, mein Geschäft ginge den Bach herunter."
Berater: „Sie meinen, entweder Sie nehmen all die Aufträge an oder Sie sind gleich völlig pleite? Schwarz oder weiß?" (Auflösung dichotomer Denkmuster.)
Klient: „Es stimmt, ich will einfach keine Verluste akzeptieren."
Berater: „Was wiegt Ihnen nun schwerer: all der Stress oder die realistischen Verluste?" (Fokussierung auf eine Entscheidung.)
Klient: „Die Verluste."
Berater: „An denen wäre was so schrecklich?"
Klient: „Ich könnte Chancen verpassen."
Berater: „Verpassen Sie jetzt nichts?" (Vorspiegeln negativer Konsequenzen.)
Klient: „Ja, ich verpasse mein Leben."

Berater: „Welcher Schaden ist größer: Gewinnverlust oder – wie Sie sagen – das Leben verpassen?"

Klient: „Letzterer, das wird mir klar, sehr klar. Ich denke dann unsinnigerweise, ich bin ein Nichtsnutz."

Berater: „Was können Sie dem entgegenhalten, wenn Sie wieder einmal so denken?"

Klient: „Dass ich übertreibe und es auch gar nicht meiner Meinung entspricht, dass Leute, die sich totarbeiten, etwas Sinnvolles tun. Ich finde eigentlich viel wichtiger, gut zu leben und menschlich zu sein. Schließlich macht der Job einen Menschen nicht aus."

Verhaltensmuster und Verhaltensmodifikation. In einer Beratung kann der Klient bei hartnäckig verselbstständigten Verhaltensmustern nur eine erste Anregung erfahren oder bestätigt bekommen, was er bereits von Freunden oder anderen Beratern gehört oder sich selbst schon gedacht hat. Eine kognitive Umstrukturierung mit Verhaltensmodifikation erfordert ein längeres Training, also mindestens Kurztherapie. Wenn zusätzlich noch ungelöste emotionale Probleme das Verhaltensproblem aufrechterhalten, sind rasch auch die Grenzen der Kurztherapie erreicht. Es kann aber bei sehr motivierten und zugänglichen Patienten versucht werden, mit 25 Sitzungen Ergebnisse zu erzielen. Dabei werden emotionale Probleme und Verhaltensdefizite parallel bearbeitet. Ein konsequentes Verhaltenstraining neben einer kognitiven Neuorientierung kann gute Erfolge erbringen, wenn die emotionalen Probleme nicht so stark sind, dass notwendige Verrichtungen des Arbeitsalltages blockiert sind oder die Veränderungen zu schweren emotionalen Einbrüchen führen.

Aktivismus und Minderwertigkeitsgefühl

Oft wird die emotionale Dimension bei solchen Selbstmanagementproblemen verkannt. Emotional tauber Aktivismus auf der Verhaltensebene kann dann leicht zur Resignation führen, weil der Klient, der seine Arbeit und seine leistungsgebundenen Erfolge reduziert, zunehmend seine Minderwertigkeitsgefühle spürt und er darauf nicht vorbereitet wurde. Sofern die emotionalen Probleme nicht erkennbar sind, empfiehlt es sich hier, die Kurztherapie als probatorischen Prozess zu sehen, in dessen Verlauf die Gefühlsreaktionen sorgsam beobachtet werden. Bei hervortretenden Emotionen kann es dann sinnvoll sein, vom Zeitmanagement wieder zurückzutreten, das Selbstwertgefühl erst einmal in voller Breite zu bearbeiten und gegebenenfalls in Langzeittherapie umzuwandeln.

Im günstigsten Fall verfügt ein Klient über hinreichende Ressourcen und Motivation, sein Leben umzustellen. Eine Kognitive Beratung unterstreicht dann – wie anfangs dargestellt –, dass er für sein Zeitverhalten und seine Arbeitsüberlastung selbst verantwortlich ist, und veranlasst den Klienten zu Veränderungen. Das Spektrum an Schweregrad und Kombination mit emotionalen Problemen ist sehr breit gefächert. Um dem Einzelfall gerecht zu werden, ist ein mehrfaches Zurückschreiten zu Screeningfragen gerade bei oberflächlich präsentierten reinen Verhaltensproblemen eine effektive Hilfe, um zu verhindern, dass das Problem unterschätzt wird.

6.2   Entscheidungsprobleme

Ein häufiges Problem in der Beratung sind Entscheidungsschwierigkeiten oder gar Entscheidungslosigkeit, die in den anderen Abschnitten bereits immer wieder anklang und nun ausführlicher erörtert wird. Der Berater sollte zunächst einmal die Philosophie eines Entscheidungsproblems erkennen. Häufig handelt es sich dabei in der Sicht des Betroffenen um eine Entscheidung zwischen Scylla und Charybdis, der eine Odyssee von quälendem Hin und Her folgt („Soll ich mich von meinem Partner trennen? Wenn ich bleibe, geht's mir schlecht, wenn ich mich trenne auch. Was soll ich nur tun?").

Elemente von Entscheidungsproblemen

In den Kategorien der Kognitiven Verhaltenstherapie sind Entscheidungsprobleme ein Konglomerat aus folgenden Aspekten:
- ▶ Verhaltensdefizite: Dem Klienten mangelt es an einem zielführenden Muster, Entscheidungen zu erarbeiten. Außerdem weiß er oft bei Teilen seiner Entscheidungen nicht, wie er sich verhalten soll, um sein Ziel zu erreichen.
- ▶ Geringe Frustrationstoleranz: Der Klient erkennt zutreffend, dass jede Entscheidung auch Nachteile hat, will diese aber vermeiden. Er sucht einen Weg, der nur Vorteile hat.
- ▶ Katastrophisieren: Der Klient glaubt, die mit jeder Entscheidung verbundenen Nachteile nicht aushalten zu können.
- ▶ Angst: Der Klient vertagt Entscheidungen, weil er unrealistisch hohe Konsequenzen fürchtet.
- ▶ Selbstwertproblem: Der Klient fürchtet, Fehler zu machen und sich dafür dann zu verurteilen, oder er glaubt, er hat es nicht verdient, dass es ihm besser geht.

Einstiegsdialog. Die genannten Problemebenen stecken oft – ohne sofort erkannt zu werden – in dem Satz: „Ich kann mich nicht entscheiden." Der Berater muss also besonders gut sortieren, um das Dickicht von Schwierigkeiten zu lichten. Ein möglicher Einstiegsdialog zielt auf die grundlegenden Erkenntnisse, dass es manchmal keine Entscheidung gibt, die problemlos wäre, und dass die zunächst bequemste Lösung langfristig die unangenehmere sein kann.

Anwendungsbeispiel

Klient: „Ich kann mich nicht entscheiden."
Berater: „Ich kann das sehr gut nachvollziehen. Manchmal ist es im Leben so, dass wir für eine Zeit nur die Wahl zwischen zwei Problemen haben. Wenn Sie vor solch einer Entscheidung stehen, welches Übel wählen Sie dann?"
Klient: „Das kleinere."
Berater: „Und wenn das kleinere Übel kurzfristig kleiner und langfristig größer ist?"
Klient: „Dann nehme ich wohl besser das momentan Schlimmere, wenn es mir dafür langfristig besser geht."

Dieser Eingangsdialog dient vor allem dazu, das Prinzip der Entscheidungswahl deutlich zu machen. Daran knüpft sich aber zumeist die Schwierigkeit an, dass der Klient sich nicht festlegt, welche der Alternativen die langfristig bessere ist. Dann kann die Beratung zwei Strategien verfolgen: ein Entscheidungstraining mit einem Monitoring zur Entscheidungsfindung (angelehnt an D. Schwartz, 1994, S. 195) oder einen Abbruch der lähmenden Gedanken.

Klient: „Aber ich finde beide Möglichkeiten genauso schlimm!"

Berater: „Immer oder mal so, mal so?"

Klient: „Mal so, mal so."

Berater: „Okay, dann schauen wir zunächst einmal, ob Sie sich mehr Klarheit verschaffen können. Manchmal führt das zum Ziel. Schreiben Sie sich alle Entscheidungsmöglichkeiten auf und darunter jeweils eine Liste mit Pluspunkten und Minuspunkten Ihrer Entscheidung." (Günstig ist die Arbeit mit Tafel oder Flipchart.)

Entscheidungstafel für das Dialogbeispiel

Trenne mich		Bleibe bei ihr		Bleibe mit ihr zusammen, aber ziehe aus		Sonstige Möglichkeit	
Vorteil	Nachteil	Vorteil	Nachteil	Vorteil	Nachteil	Vorteil	Nachteil
Ende der Streiterei	Verlust der gewohnten Nähe und Vertrautheit	Ich hab die Chance, mich in der Beziehung weiterzuentwickeln	Ich werde mich ganz schön anstrengen müssen				
Werde offen für neue Beziehung	Kann nicht auf die jahrelange Entwicklung aufbauen	Ich kann die Probleme, die ich über kurz oder lang auch in einer neuen Beziehung habe, bearbeiten	Ich kann keinen Schlussstrich ziehen und den Kick, von vorn anzufangen, nutzen				
(Platz für weitere Aspekte)	(Platz für weitere Aspekte)	(Platz für weitere Aspekte)	(Platz für weitere Aspekte)				
Summe Pluspunkte	Summe Minuspunkte	Summe Pluspunkte	Summe Minuspunkte	Summe Pluspunkte	Summe Minuspunkte	Summe Pluspunkte	Summe Minuspunkte
Differenz der Plus-/Minuspunkte		Differenz der Plus-/Minuspunkte		Differenz der Plus-/Minuspunkte		Differenz der Plus-/Minuspunkte	

Das schriftliche Festhalten hat den Vorteil, dass alle Gesichtspunkte, die der Klient anführt, am Ende bei seiner Gesamtwertung berücksichtigt werden, während beim Hin und Her im Kopf mal die einen, mal die anderen Aspekte überwiegen – und wenn der Betreffende sich dann entschieden hat, fallen ihm plötzlich wieder neue Punkte ein, er beginnt von vorn und vergisst dann wieder andere Aspekte, die er vorher berücksichtigt hatte.

Problem verbildlichen. Manche Menschen machen sich eine Checkliste, wenn sie in Urlaub fahren, den Telefontarif wechseln oder einkaufen gehen, warum nur? Der Zwischenspeicher des Gedächtnisses ist begrenzt. Wenn viele Gesichtspunkte in das Abwägen einfließen, überschauen wir oft nur einen Teil zur gleichen Zeit – und am nächsten Tag einen anderen Teil. Die Entscheidung wankt immer wieder, weil wir versuchen, etwas im Kopf abzumachen, das sich nicht überschauen lässt. Bei größeren Käufen werden deshalb oft Listen angefertigt, die alle Vor- und Nachteile abwägen. Aber bei schwierigen Entscheidungen neigen Menschen viel seltener dazu, solche Hilfsmittel einzusetzen. Vielleicht ist das eine Strategie, unangenehme Entscheidungen zu vermeiden – und langfristig den Schrecken ohne Ende hervorzurufen. Wenn wir stundenlang schwankend immer neu darüber nachdenken, wird der Speicherplatz auch nicht größer, aber das Programm stürzt irgendwann ganz ab. Mit diesen Beispielen können in der Beratung Brücken gebaut werden, die es dem Klienten erleichtern, den Sinn und quasi die Natürlichkeit einer solchen Verschriftungsprozedur zu erkennen.

Widerständen begegnen. Schauen wir weiter, welche Unfälle und Widerstände bei diesem Beratungsansatz auftreten können, um ihnen vorzubauen. Der Klient hat vielleicht eine Liste erstellt und sagt: „Das ist gut und schön, aber ich sehe die Wertungen eben ständig anders. Ich habe zwar alle Punkte berücksichtigt und sogar noch neue gefunden, die ich vorher übersehen hatte, aber manchmal werte ich den einen Vorteil mit +50, dann wieder nur mit +20 und dadurch schwanke ich wieder mit meiner Entscheidung." Es gibt auch hier einen sehr sicheren Ausweg: „Gehen Sie die Liste täglich durch, das beansprucht vielleicht 5 Minuten. Errechnen Sie für jeden Tag Ihr Endergebnis! Nach einem Monat oder nach zwei oder mehr Monaten errechnen Sie den Durchschnitt aller Tageswertungen. Das ist dann Ihre Entscheidung!" Dieses Verfahren macht Entscheidungen unabhängig von der Tagesverfassung und eröffnet einen Einblick in die wirklich mehrheitlich vorgenommene Wertung unabhängig von der momentanen Befindlichkeit, die den Blick auf die Realität verstellen kann.

Anwendungsbeispiel
Klient: „Ich komme über die Monate, die ich meine Wertungen nun beobachtet habe zu einem fifty-fifty!"
Berater: „Was würden Sie mir raten, wenn ich zwischen zwei Autos wählen würde und nach zwei qualvollen Monaten immer fifty-fifty herauskäme?"
Klient: „Dann würd ich sagen, ist es egal, welches Sie kaufen."

Berater: „Guter Rat! Was soll ich mich dann auch länger quälen?"

Klient: „Nee, macht keinen Sinn."

Berater: „Aber was, wenn beide Autos, die ich bezahlen kann, genauso schlecht sind?"

Klient: „Dann macht's immer noch keinen Sinn."

Berater: „Bin ich auch der Meinung. Danke für Ihren Rat! Könnte es sein, dass Sie nun alles haben, um sich selbst einen Rat zu geben?"

Klient: „Tja, ich muss es nur tun."

Berater: „Nö, Sie können sich auch weiter damit plagen."

Klient: „Das will ich aber nicht!"

Berater: „Dann müssen Sie es tun!"

Klient: „Da muss ich jetzt etwas länger drüber nachdenken. Das war ziemlich hart und klar, aber mal auf den Punkt gebracht."

Auswertung. Der Kognitive Berater trifft keine Entscheidungen für den Klienten. Er setzt auch nicht dessen Ziele. Stattdessen spiegelt er positive und negative Konsequenzen der vom Klienten erwogenen Entscheidungen. Er hilft ihm durch eine Fokussierung auf unausweichliche Folgen von Entscheidungen und Nicht-Entscheidungen, seinen eigenen Weg zu finden. Dazu liefert er eine Struktur und eine transparente Methode, mit der ein Problem übersichtlich und umfassend greifbar gemacht werden kann. Er verdeutlicht nicht bewusste Entscheidungs-gründe, indem er immer wieder nach Befürchtungen und Hemmnissen fragt, und ermöglicht ein individuelles und autonomes Abwägen.

7 Verankerungsphase: Übungen in Beratung und Kurztherapie

Die Beratung ist nach der Arbeitsphase mitunter schon beendet, wenn der Klient eine wesentliche Anregung durch den Dialog finden konnte. Da wir schwere emotionale Schwierigkeiten aus dem Beratungssetting ausgeklammert haben, ist eine gewisse Wahrscheinlichkeit gegeben, dass der Klient mit seinen Einsichten weiterkommt. Nach der Arbeitsphase bieten sich Verankerungsübungen an, die entweder als selbstständige Übung (das Wort Hausaufgabe ist wegen der schulischen Gedankenverbindungen gern auszusparen) vorzuschlagen oder noch abschließend in der Beratung anzuleiten sind.

Sofern noch genügend Zeit vorhanden ist, könnten Sie beginnen, die Einsichten des Klienten im Rollenspiel oder in der Advocatus-diaboli-Übung (s.u.) zu festigen. All die im Folgenden dargestellten Übungen sind für Beratung und Kurztherapie geeignet, da sie schnell und ohne lange Einleitungen umsetzbar sind. In einer Beratung allerdings sollten diese Verankerungstechniken nur kurz zur Überprüfung eingesetzt werden, da umfassende Umstrukturierungsprozesse auf generelle Probleme hindeuten und die Grenzen von Beratung überschreiten. Wenn allerdings unseren Kriterien aus dem Screening gemäß keine ausgedehnten Probleme vorliegen und der Klient mit kleineren Anstößen selbst aktiv wird, können diese Techniken auch zur Abrundung einer Beratung dienen.

7.1   Rollentausch oder Advocatus-diaboli-Übung

Neue Kognitionen erproben. In der Advocatus-diaboli-Form spielt der Berater die alten Gedanken des Klienten, und der Klient stellt sich mit seinen neuen Einsichten dagegen. Das Rollenspiel ist eine Hilfe für den Klienten zu erkennen, wie stark er seine neuen Kognitionen bereits parat hat und ob diese schon etwas wetterfest geworden sind oder ob er noch vor Einwänden des Beraters kapituliert. Wenn der Klient bei Angriffen auf seine neuen Überzeugungen stockt, spricht der Berater dies offen an, um deutlich zu machen, dass er nur durch weitere Übung Fortschritte machen wird. Häufig geraten Klienten schon nach der zweiten Frage ins Wanken, oder sie schweigen. Klärend ist dann die Frage: „Was ist jetzt bei Ihnen abgelaufen?" Durch seine Antwort findet der Klient oft selbst, dass er seine alten Überzeugungen reproduziert oder ein Black-out hatte und dass er ohne Training nicht in der Lage ist, seine neuen Erkenntnisse umzusetzen.

Verschiedene Funktionen in Beratung oder Kurztherapie. Die Advocatus-diaboli-Übung kann unmittelbar an die Disputation der Arbeitsphase angeknüpft werden, zumal in der Beratung der therapeutische Vorlauf fehlt und sporadisch auf Aussagen des Klienten reagiert wird. In der Kurztherapie ist eine exakte Trennung von B-Komplettierung, Disputation und Verhaltensübung sinnvoll. In der Beratung wird hier nur implizit getrennt und dem Klienten gegenüber das Vorgehen zumeist nicht weiter erläutert. Die Arbeitsphase geht nahtlos in die Verankerungsphase über.

In der Kurztherapie eignet sich die Advocatus-diaboli-Übung auch als Stundenbeginn, um die in der vorigen Stunde gewonnenen Einsichten zu überprüfen und zu festigen. Im Folgenden finden Sie ein Beispiel aus der Kurztherapie, bei dem kein glatter Dialogverlauf abgebildet werden soll, sondern der intensive Arbeitsprozess eines Klienten mit einem noch nicht abschließenden Ergebnis nachgezeichnet wird. Gezeigt werden soll damit, wie der Berater immer wieder die Klientengedanken spiegelt und wie der Klient erst nach vielen Anläufen zu einem Zwischenergebnis gelangt. Für ein Beratungsgespräch ginge diese umstrukturierende Arbeit zu weit, da gravierende generelle Selbstzweifel nur in einem therapeutischen Prozess angegangen werden können.

Anwendungsbeispiel

Berater: „Ich bin jetzt mal dein Klient. Ich hab dir mein Problem geschildert, genau in dieser Situation, jemand hat zu mir gesagt, du bist ja wohl blöd, das war doch falsch, was du gesagt hast. Ich denke jetzt: Na ja, dann muss das wohl auch stimmen! Was rätst du mir?"

Klient: (überlegt angestrengt) „Ja, also, warum meinst du denn, dass das stimmt, wenn der sagt, du bist ja blöd?"

Berater: „Na ja, das ist ein Lehrer an unserer Schule, und das ist ein intelligenter Mann, und wenn der zu mir sagt, ich bin blöd, dann hat der sich das bestimmt wohl überlegt! Deshalb hab ich ja solche Angst davor, was Falsches zu sagen, weil, wenn der das sagt, dann wird das ja wohl auch richtig sein."

Klient: (überlegt angestrengt und schweigt lange.)

Berater: „Nimm dir Zeit! Ich verstehe sehr gut, dass dich das anstrengt, das sind ja völlig neue Gedanken für dich." (Zeit geben für eigenaktive Verankerung; Problem 2. Ordnung abmildern.)

Klient: „Woran, woran, äh, was ist denn der Grund dafür, dass du Angst hast, dass du blöd bist?"

Berater: „Ja, dann denke ich, wenn andere mich schon darauf hinweisen, dass ich was falsch mache, dann mache ich bestimmt alles falsch."

Klient: „Ich meine, es gibt doch bestimmt auch Dinge, von denen du denkst: Das hab ich wirklich gut hingekriegt. Oder nicht?"

Berater: „Na ja, das stimmt auch wieder. So gesehen ja. Okay, beenden wir das Rollenspiel für heute." (Das Rollenspiel wird durch Plätzetausch beendet).

Dieses Beispiel zeigt einen Klienten, der intensiv seine neue Rolle erarbeiten musste und in dieser Sitzung nicht damit fertig wurde. Er erhielt die Aufgabe, sich für die nächste Sitzung wieder darauf vorzubereiten, sofern er diese Übung weiter verfolgen wolle, was er bejahte. In der nächsten Sitzung zeigte der Klient große Fortschritte. Der Berater spiegelte wieder die alten Kognitionen des Klienten, die der Klient als sein eigener Berater angreift.

Berater: „Da könnte doch einer sagen, du bist wohl blöd!"

Klient: „Nein, ich würde sagen, die Anzeichen sprechen dagegen."

Berater: „Wie machen die das, die Anzeichen?"

Klient: „Nein, ich mein, äh, ich hab ja schon immerhin doch schon einiges geschafft."

Berater: „Ja!"

Klient: „Also, was weiß ich, Prüfung und so."

Berater: „Ja!"

Klient: „Und, äh, ich denke auch, dass ich mich, äh, so ja doch in vieles reindenken kann, dass ich irgendwelche komplizierteren Gedankengänge denken kann und so."

Berater: „Mmh, und daraus folgt für dich was?"

Klient: „Dass ich ja wohl doch einigermaßen intelligent bin! Also das ist ein Ausrutscher, nicht mehr."

Auswertung. Der Klient lernt durch einen Rollentausch, sich gegen seine alten Kognitionen aufzubauen und durchzusetzen. Er ist dabei angestrengt und setzt oft lange aus. Der hier im intensiveren Rahmen einer Kurztherapie arbeitende Berater gibt immer wieder Zeit, sodass der Klient sich neu besinnen kann. Der Berater greift nicht ein, wenn der Klient sich schwer tut, sondern gibt ihm viel Raum und bestärkt an dieser Stelle, indem er Verständnis dafür ausdrückt. So wird nochmals vergewissert, dass dies nicht einfach ist und der Klient genügend Zeit hat, neue Versuche zu unternehmen. Diese Einwürfe des Beraters dienen auch dazu, ein Problem 2. Ordnung in Form einer Selbstabwertung des Klienten *wegen* seiner Schwierigkeiten abzubauen bzw. zu verhindern. Das Problem 1. Ordnung arbeitet der Klient durch aktivierende Fragen selbstständig ab, beim Problem 2. Ordnung hilft der Berater durch verstärkende Einwürfe, um die Arbeit am Hauptproblem nicht zu blockieren.

Es folgte noch eine weitere Sitzung, in der nun die Frage von Schlauheit und Intelligenz grundsätzlicher diskutiert wurde, vor allem in Richtung einer Auflösung von „sich als wertvoll betrachten" im Zusammenhang mit Leistung und „sich abwerten" im Zusammenhang mit Versagen.

7.2 Die Rat-an-einen-Freund-Technik

Ressourcen aktivieren. Mit dieser Technik kann das Eigenpotenzial zur angemessene(re)n Einschätzung von Situationen aktiviert werden. Zugleich ist diese Technik Symbol dafür, sich selbst guter Freund zu werden. Wenn der Klient berichtet hat, dass er etwas getan hat, für das er sich schämt oder über das er niedergeschlagen reagiert, frage ich nach dem besten Freund oder einem sehr guten Freund. Falls jemand gar niemanden benennen kann, erfolgt wieder die Rückkopplung zur Screening-Phase, da dann vermutlich intensivere emotionale Probleme vorhanden sind. Beratungsklienten können in der Regel jemanden benennen. Auch in der Kurztherapie wären Probleme nicht bearbeitbar, die so weit gehen, dass jemand vollkommen isoliert lebt und noch nie einen Freund gehabt hat. Eine völlige Isoliertheit über viele Jahre indiziert längerfristige Psychotherapie.

Rollenspiel. Stellt sich der Klient einen Freund oder eine Freundin vor, bietet sich ein Rollenspiel an, in dem der Berater den besten Freund spielt. Als bester Freund erzählt er dem Klienten nun entweder sehr ähnliche oder gleiche Probleme, die er von sich erzählt hat. Dabei übernimmt der Berater die vorher gefundenen problemerzeugenden Sichtweisen und überträgt sie in eine etwas andere Situation, damit der Klient mehr Distanz dazu aufbauen kann. Dann folgt die klienten-aktivierende Frage: „Was würden Sie Ihrem besten Freund nun raten?" Wenn die Tiefe der Probleme richtig eingestuft wurde und der Klient nur punktuell mit seinem emotionalen Problem zu schaffen hat, verfügt er über genügend Ressourcen, um seinem Freund eine neue Sicht der Dinge nahe zu bringen. Wenn der Klient eine funktionierende Strategie formuliert hat, mit der Gedanken das Problem lindern oder bewältigen, folgt die Frage „Könnte das auch für Sie gelten?" Sie verdeutlicht, dass er für sich andere Maßstäbe ansetzt und lernen kann, das bei sich anzuwenden, was er anderen empfiehlt. Ein Klient antwortete einmal, anderen könne er leicht etwas empfehlen, weil er es dann ja nicht tun brauche. Das geht wohl den meisten Menschen hin und wieder so.

Brief-an-den-Freund-Übung. Diese Übung ist auch als Hausaufgabe geeignet. Der Klient soll sich dazu vorstellen, er habe von den Problemen, die mit seinen identisch sind, in einem Brief von seinem besten Freund erfahren und soll nun darauf mit einem Brief antworten. Diese Technik kann sehr spontan, aber auch nach dem ausdrücklichen Herausarbeiten eines Kognition-Emotion-Zusammenhangs in der Therapie angewendet werden. Solche kreativeren Bearbeitungsweisen helfen Akzente zu setzen und den Eindruck eines Schema-F-Vorgehens zu mindern. Es soll hier nicht die Illusion genährt werden, eine Beratung oder Therapie könne mit einem Bauchladen voll immer neuer Kreativmethoden aufwarten. Der Blick für das grundlegende Vorgehen ginge dabei verloren. Aber ein wenig Variation kann motivierend wirken. In der Therapie sollte Wert auf eine schlüssige und durchsichtige Darbietung gelegt werden – die Rat-an-einen-Freund-Technik wäre dann als eine Form der Veränderung von den Bs im ABC-Modell.

Auch Veränderungswiderstand ist mit dieser Rollenspielmethode gut im Dialog bearbeitbar: Wenn der Berater in der Rolle des guten Freundes antwortet: „Ja, stimmt schon, aber das ist mir zu mühsam" oder „Das kann ich nicht", bearbeitet der Klient zugleich seinen eigenen Widerstand.

7.3   Die Schlimmste-Folgen-Technik

Befürchtungen hinterfragen. Vor allem bei der Bearbeitung von Ängsten hat sich in der Beratung die Frage nach den schlimmstmöglichen Konsequenzen bewährt, die in der Kognitiven und vor allem in der Rational-Emotiven Verhaltenstherapie sehr verbreitet ist. Der Klient lernt damit, seine Befürchtungen zu hinterfragen. Daran knüpft die weiter gehende Frage an: „Und was wäre daran für Sie so entsetzlich?" Als weitere Aufgabe wird der Klient gebeten, auf einem Spektrum als schlimm bewerteter Konsequenzen eine Wertung zuzuordnen. Die Anleitung kann so aussehen: „Überlegen Sie sich einmal zu Hause grundsätzlich, was Sie für sich oder andere am entsetzlichsten fänden. Etwas, das Ihnen zustoßen kann. Diese Beispiele bewerten Sie mit 100. Dann überlegen Sie einige Ereignisse, die Sie nur ein wenig unangenehm fänden, diese Beispiele stehen bei 10. Und dann suchen Sie sich noch Beispiele für 50. Jetzt ordnen Sie die Dinge, die Sie in Ihren Beispielen befürchtet haben, dieser Skala zu." Diese Aufgabe einer differenzierteren Bewertung kann auch ins Gespräch eingeflochten werden. Vielen Klienten wird dabei deutlich, dass Sie die Relation aus den Augen verlieren, und beginnen dann, realistischere Bewertungen vorzunehmen.

Bewertungen vornehmen und hinterfragen. Der Einsatz dieser Übung erfordert beraterisches Fingerspitzengefühl, da nicht jeder Klient solche Relativierungen realistisch gestaltet. Testen Sie vorher, ob jemand Neubewertungen eher schnell oder langsam zugänglich ist: Wenn im Gespräch erkennbar ist, dass der Klient seine Befürchtungen schnell zum Disput stellt, ist die Übung geeignet. Zumeist ist dies der Fall, wenn die Befürchtungen nicht allzu unrealistisch sind („… jemand könnte lachen"), aber das erwartete Ereignis unverhältnismäßig negativ gewertet wird („entsetzlich!"). Wenn unter den Befürchtungen hingegen starke Generalisierungen enthalten sind („… dann verlassen mich alle!"), ist diese Technik oft nicht hinreichend. Denn wenn der Klient glaubt, von allen verlassen zu werden, werden grundlegendere Disputationen gebraucht als die Realitätsprüfung einer singulären überzogenen Bewertung. Bei derart starken Befürchtungen gehen Sie wieder zurück ins Screening, um zu prüfen, ob doch stärkere und nicht nur punktuelle Probleme vorliegen. Wenn der Klient generalisierte starke Befürchtungen hegt, gelangt er zu einer angemessenen hoch negativen Wertung. Unangemessen ist dann ja nicht die negative Bewertung, sondern die generalisierte Befürchtung. Die Hauptirrationale ist in diesem Fall nicht der katastrophisierende Gedanke, sondern die als Katastrophe bewertete Befürchtung.

Semantisches Modell. Um das konsequent herauszuarbeiten, erweist sich Stavemanns semantisches Modell als hilfreich, in dem zwischen Wahrnehmung der Situation, Interpretation und Befürchtung sowie der letztlichen Bewertung strikt unterschieden wird (Stavemann, 2001, S. 54 ff.; Stavemann, 2002b). Das Modell bietet die Möglichkeit, differenziert fehlende Aspekte der Kognitionen sehr methodisch zu erfragen. Allerdings sind diese Unterscheidungen in manchen Fällen auch überdifferenzierend und widersprüchlich, da Interpretation und Bewertung oft ineinander übergehen – dann kann die Methode von Ellis, zusammenfassend „heiße Kognitionen" zu identifizieren, pragmatischer sein (Ellis, 1994, 1996). Zudem wirkt die Suche nach einer Bewertung bei Kognitionen („Dann bin ich minderwertig." „Dann sterbe ich.") schematisch und befremdend, da die Frage, was jemand daran so schlimm finde, inhaltlich redundant, von der Methode her schematisch und auf der Beziehungsebene irritierend wirken kann. Dennoch ist es sinnvoll, diese Elemente als Hintergrundfolie in der einen oder anderen Form parat zu haben. Denn wer über kein Modell von bewertenden oder heißen Kognitionen verfügt, kann schwer die Lücken in mitunter sozial erwünscht formulierten Kognitionen erschließen und erfragen.

7.4   Die Warum-Technik

Diese Intervention empfiehlt dem sich Ärgernden, den Standpunkt des anderen darzulegen. Diese Technik kann noch verschärft werden, indem man den Klienten nahe legt, nicht nur die Motive, die der vermeintliche Auslöser für den Ärger sind, zu verstehen, sondern darüber hinaus diese zu begründen und gegen mögliche Angriffe als legitim oder erlaubt zu verteidigen (was auch im Rollenspiel möglich ist). Grundlage für diese Reflexion ist die Vorgabe, dass jeder alles darf, ganz gleich, ob der Klient das mag oder nicht. Von den fordernden Muss-Gedanken („Der darf doch nicht …!" „Der muss doch gefälligst …!") soll der Klient also lernen, zu einer akzeptierenden, wenn auch nicht begrüßenden Sichtweise zu gelangen. Manche Klienten nennen Extrembeispiele, mit denen sie das Prinzip der leidigen Akzeptanz aller Handlungen anderer zu widerlegen suchen.

Anwendungsbeispiel
Klient: „Aber das hieße ja, dass ich sogar Mord und Totschlag akzeptieren muss."
Berater: „Wollen Sie sich weniger aufregen lernen?"
Klient: „Ja."
Berater: „Dann stimme ich Ihnen zu, dann weiß ich keinen anderen Weg, als zu lernen, die Dinge, über die Sie sich aufregen, zu akzeptieren."
Klient: „Also alle gewähren lassen, mich um nichts kümmern!?"
Berater: „Kann man sich auch ohne Wut kümmern?" (Irrationalen Zusammenhang hinterfragen.)
Klient: „Ja, das stimmt schon, vielleicht sogar in manchen Fällen besser."
Berater: „Das finde ich einen interessanten Gedanken, mögen Sie ihn noch etwas ausführen?" (Klienten aktivieren und Zeit geben.)
Klient: „Na ja, mit Besonnenheit und Ausdauer kann man ja vielleicht mehr erreichen und länger am Ball bleiben. Aber ist Akzeptieren nicht immer auch Gutheißen?"

Berater: „Manche verwenden diesen Begriff so. Sprache ist nicht immer genau. Ich meine mit Akzeptieren aber nur, die ungeliebten Dinge nur als ungeliebt und nicht als unmöglich anzusehen. Sodass wir das, was wir für schlecht halten, durch diese Art von Akzeptieren immer noch nicht mögen. Aber uns eben wünschen, dass die Dinge anders wären. Wünschen statt Fordern." (Begriffe klären und Klientengedanken zusammenfassen.)

Klient: „Aber ist es nur eine Geschmacksfrage, ob man töten darf?"

Berater: „Ich verwende das Wort Geschmack eher für Designfragen. Aber im Kern trifft es das schon, da wir nicht letztlich beweisen können, dass etwas nicht sein darf. Oder doch?"

Klient: „Beweisen nicht. Nur begründen, warum wir etwas nicht okay finden."

Berater: „Begründungen, die niemand außer uns selbst teilen muss, oder?"

Klient: „Ja. Also doch so eine Art Geschmack am Ende, jedenfalls etwas ganz Subjektives."

Berater: „Okay, dann brauchen Sie zunächst einen Bremsklotz, wenn Sie beginnen, sich zu ärgern. Warum?" (Aktivierende Zusammenfassung.)

Klient: „Ja, das hatten wir besprochen, weil ich ja lernen soll, dass es jetzt um mich und meine Sicht geht, nicht mehr um die Kollegen, wenn ich mich aufrege."

Berater: „Dann erklären Sie mir einmal, warum Ihre Kollegen sich so verhalten, wie sie das in dem Beispiel getan haben. Nehmen Sie jetzt hundertprozentig die Sicht Ihrer Kollegen ein! Begründen Sie absolut schlüssig, warum die sich so und nicht anders verhalten und das okay finden!"

Klient: „Au, wie gemein!"

Berater: „Gemeiner als all Ihre Wut?"

Klient: (lacht) „Nee, aber viel schwerer!"

Berater: „Na klar! Das kann ich gut verstehen! Das ginge jedem so, der lernt, eine ganz neue Sichtweise einzunehmen. Wenn Sie diese Übung für sinnvoll erachten, nehmen Sie sich so lange Zeit, wie Sie brauchen, bis Sie mit dem Ergebnis zufrieden sind. Schreiben Sie mir zum nächsten Mal bitte einen Brief, in dem Sie so tun, als seien Sie der Kollege und erklären einem Dritten Ihre Sicht der Dinge."

Auswertung. Diese Technik ist nur dann günstig, wenn der Klient vorher bestätigt hat, dass er sich vorstellen kann, dass die Kollegen ihr Verhalten okay finden. Wenn diese Frage verneint wird, wird zurück ins Screening gegangen, weil die Hypothese neu zu prüfen ist, ob die Ärgerreaktion nicht doch stärker ist und ein anderes schwereres Problem verdeckt, das nicht beratungszugänglich ist. Richtig eingesetzt, sind die Beratungstechniken schneller und direkter als die explizite therapeutische Arbeit. Sie können aber aufgrund des schnellen Zugriffs nicht unfallsicher sein (zur ausführlicheren Anwendung der Warum-Technik s. Kasten).

Ablaufplan zur Warum-Technik

▶ Vorbereitung: „Nennen Sie mir einmal eine der Situationen, in denen Sie besonders wütend über XY reagieren."

▶ Verankerung: „Stellen Sie sich nur diese eine Situation bitte genau vor." Dieser Versuch einer A-Verankerung, wird bei einem Ad-hoc-Vorgehen von den Klienten häufig durchbrochen, indem mehrere Situationen miteinander verwirbelt werden. Durch die Frage „Welche Situation wollen Sie sich zuerst anschauen?" kann die Verankerung mit einer konkreten Situation vertieft werden.

▶ Übungsschritt 1: „Nun versetzen Sie sich in die Rolle Ihres Gegenübers und schreiben mir zu Hause alles auf, was ihn bewogen haben mag, sich auf diese Weise zu verhalten."

▶ Übungsschritt 2: „Sprechen Sie einmal so, als seien Sie diese Person, und begründen Sie, warum Sie Ihr Verhalten völlig in Ordnung finden!"

▶ Übungsschritt 3: Sprechen Sie mit Freunden darüber. Sammeln Sie die nächsten Wochen alle Argumente, warum Ihr Ärger unsinnig und überflüssig ist und warum die andere Person sich so verhalten darf, wie sie es tut. Sammeln Sie ausschließlich Argumente dafür, warum es sogar sinnvoll sein kann, sich zu verhalten wie diese Person.

▶ Übungsschritt 4: Fassen Sie das Ergebnis dieses Monats zusammen.

▶ Übungsschritt 5: Advocatus-diaboli-Rollenspiel zur Prüfung und Festigung der neuen Kognitionen.

▶ Übungsschritt 6: Vor allem, wenn eine Kurztherapie begonnen wurde, kann eine abgestufte Übungsleiter erstellt werden. Dabei werden Situationen definiert, die der Klient jederzeit aufsuchen kann, um sich mit Menschen und Verhaltensweisen zu konfrontieren, auf die er mit Ärger reagiert und in denen er nun trainiert, Situationsakzeptanz aufzubauen.

7.5   Ganzheitliches Modelllernen und Visualisierung

Neue Sichtweisen und Interpretationen sammeln und üben. Die im Folgenden vorgestellten Techniken können eingesetzt werden, nachdem im Gespräch herausgearbeitet wurde, dass die jeweils zu bearbeitende emotionale Reaktion durch Neubewertung veränderbar ist. Der Klient ist dann empfänglicher für ein Beispiel und eine Versinnbildlichung der Theorie. Diese Technik erfordert also eine gute Vorbereitung und wird daher zumeist Teil der Kurztherapie sein und nur selten oder stark vereinfacht in der Beratung angewendet. Mit einer einfachen Imagination (neben dem Klienten steht eine völlig anders reagierende Person) wird erst verdeutlicht, dass Kognitionen und damit Emotionen nichts mit der vom Klienten beschriebenen Situation zu tun haben (Auflösung der A-C-Verknüpfung). Der Klient kann eine ihm bekannte Person wählen, die dann zugleich zum persönlichen Modelllernen animiert. Wenn er niemanden diesbezüglich kennt, kann er sich aber auch eine fiktive Person vorstellen. Diese Metapher dient im selben Zuge sowohl für die Festigung der Erkenntnis, dass emotionale und behaviorale Reaktion nicht zwangsläufig etwas mit der Situation zu tun hat, als auch für die aktive Veränderungsarbeit, da die imaginierte Person auch anders denkt als der Klient und er sich zumeist leicht vorstellen kann, was in ihr vorgeht. Auf diese Weise können neue Sichtweisen und Interpretationen der Situation gesammelt und eingeübt werden.

Ganzheitlich arbeiten. Beim Training können zusätzliche Methoden hilfreich sein, die die Körperhaltung, das Körperempfinden und alle Sinneskanäle mit einbeziehen. Eine solche Integration wird vor allem in neueren Veröffentlichungen immer wieder diskutiert (z.B. Lazarus, 1978, 1980; Görlitz, 1998; Klinkenberg, 2000; Übersicht Scholz, 1999, 2001; s.a. Ellis, 1994, 1996; Muran, 1991). Die imaginierte Person verfügt eben insgesamt über eine andere Haltung, die sich körperlich und physiologisch zeigt und als ganzheitliches Lernmodell genutzt werden kann.

Das rein kausale Verständnis, dass die Kognition zur Emotion führt, wird dadurch zugunsten eines alle Erlebnisfaktoren einbeziehenden Gesamtkonzepts aufgehoben. Die führende Rolle der Kognitionen bleibt allerdings erhalten, da die physiologischen Faktoren eine kognitive Wirkung zeitigen, das Primat der Gedanken also trotz Aufhebung einer rigiden Kausalität erhalten bleibt. Auf diesen Zusammenhang zielen häufig auch Entspannungsübungen. Schon Jacobson (1948) strebte mit seiner Progressiven Muskelrelaxation an, auch Gedanken durch Veränderung der Körperprozesse zu verändern. Durch das Erzeugen einer angstinkompatiblen Körperreaktion wird eben auch eine Befürchtungsinkompatibilität erzeugt. Auf diesen ganzheitlichen Zusammenhang verwiesen 1930 schon einer der Gründer des Behaviorismus (Watson, 2000) und in den 1960er Jahren ebenfalls die Hauptvertreter der Lerntheorie Kanfer und Phillips (1970). Mit diesem Aspekt der Beeinflussung des mentalen Bereichs durch Körperprozesse arbeiten ebenfalls die traditionellen indischen und chinesischen Systeme der Entspannung und Körperarbeit, in denen sowohl Gedanken zur Beeinflussung der Physiologie eingesetzt werden als auch umgekehrt physiologische Trainings zur Beeinflussung der Gedanken (Huang, 1994).

Anwendungsbeispiel: Kontaktangst in der Disko

Ein Klient schildert verschiedene Situationen, in denen er soziale Angst entwickelt, und wählt ein konkretes Beispiel: „Wenn ich dann den Saal in der Disko betrete, habe ich wieder dieses Beobachtungsgefühl." Um Zeit zu sparen, bleibt offen, welches mit hoher Wahrscheinlichkeit unangemessene Gefühl das ist, da der Klient ohnehin bereits von Ängsten gesprochen hat und hier nicht buchhalterisch sortiert werden muss, dass es sich um Angst handelt. Wichtig ist nur, dass der Berater oder Therapeut registriert hat, dass es um Angst geht und demzufolge Befürchtungen zu suchen sind. Dies ist eine Abkürzung, die in der Beratung und Kurztherapie häufig möglich ist, wenn der Klient auf die folgende Frage nach den Sicht- und Herangehensweisen des Alter Egos bereits Alternativen produziert.

Therapeut: „Kennen Sie Menschen, die in der gleichen Situation ganz anders reagieren?" (Bei leichter Angst bejahen die Klienten diese Frage, ansonsten würde man zurück ins Screening gehen, auf stärkere emotionale Reaktionen prüfen und zur Therapieberatung übergehen.)

Klient: „Ja, schon."

Therapeut: „Kennen Sie jemanden persönlich, von dem Sie wissen, der sieht das ganz anders und fühlt sich anders?" (Implizites Herausarbeiten des Kognition-Emotion-Zusammenhangs.)

Klient: „Ich denke doch."

Therapeut: „Dann stellen Sie sich diese Person jetzt einmal in der Situation neben sich vor, als Ihren Schatten, und erzählen Sie mir, was der sich in genau diesem Moment wohl sagt."

Klient: „Der Klaus, tja, der sieht das ganz easy."

Therapeut: „Nämlich wie?" (Präzisierung der Bs.)

Klient: „Sodass er sich sagt, was soll's? Mir kann hier ja nichts passieren, lass die doch gucken!"

Therapeut: „Geht's dem besser oder schlechter als Ihnen?"

Klient: „Total besser!"

Therapeut: „Dann bleiben Sie noch mal im Bild in der Saaltür, und schreiben Sie jetzt einmal alles auf, was Ihr Schatten sich sagt, um sich total besser zu fühlen!"

Coping- und Mastery-Model. Die genannte Technik ist als Hausaufgabe anzuwenden, um die Sichtweise einer anderen Person zur Relativierung heranzuziehen. Die Schriftform ist generell eher in der Kurztherapie zu wählen, während eine mündliche Reflexion eher der Beratung angemessen ist. Günstig ist die Differenzierung in Coping-Model (jemand, der ein Problem hat und bewältigt) und Mastery-Model (jemand, der eine Situation problemlos meistert), weil damit sowohl die Zielreaktion als auch das von Misserfolgen begleitete Anknüpfen an die reale Reaktion mit einem schrittweisen Lernprozess abgedeckt sind. Lerntheoretisch motivierender ist oft ein Modell, das selbst Schwierigkeiten hat und diese bewältigt. Das Meistermodell dagegen dient häufig mehr der Zielplanung.

Klient: (schreibt) „Die können mir gar nichts. Was soll mir schon passieren? Warum sollte ich denn Angst haben? Wahrscheinlich beachten die mich gar nicht. Ich hab ja viele Freunde, also so ein komischer Typ kann ich gar nicht sein."

Therapeut: „Verwandeln Sie bitte alle Fragen noch in Aussagen, damit ich besser verstehe, was Sie meinen!"

Hinweis. Letztere Anleitung ist wieder eine Intervention, die für die Kurztherapie, aber nicht für die Beratung geeignet ist. In der Beratung docken wir stärker an die Sprachgewohnheiten des Klienten an, während diese weiter gehende semantische

Arbeit auf ein differenziertes Durchbrechen verschleiernder Gewohnheiten abzielt und damit zeitaufwendiger und erklärungsbedürftiger ist. Eine Variante für die Beratung könnte an dieser Stelle sein, die groben Verschleierungen der hinter den Klientenfragen steckenden Aussagen direkt zu erfragen, z.B.: „Sie fragen, 'Was soll mir schon passieren'? Kann Ihnen denn hier etwas Schlimmes passieren?" Das Ergebnis aus diesem direkt klientenaktivierenden Dialog können Therapeut und Klient dann zusammenfassen: „Hier kann mir überhaupt nichts Schlimmes passieren! Selbst wenn mich jemand lächerlich findet, ist das kein Problem, wenn ich das nicht mehr wichtig nehme."

Nachdem der Klient eine Reihe von Relativierungen erarbeitet hatte, die er der imaginierten Schattenperson zuschrieb, wurde er gebeten, gedanklich wieder in die Saaltür zu treten und sich nun vorzustellen, sein Schattenmann würde laut seine Gedanken aussprechen. Als ergänzende Anleitung wurden körperliche Faktoren mit einbezogen: „Stellen Sie sich Ihren Schattenmann, der das ja anders angeht als Sie, bitte genau vor: Welche Körperhaltung hat er, wie atmet er, welchen Gesichtsausdruck hat er, was sagt er sich?" Diese ganzheitliche Visualisierung dient der besseren Verankerung der gesamten Haltung und arbeitet unterstützend mit einer Nachahmung der körperlich-physiologischen Gesamthaltung der als Lernmodell imaginierten Person. Dabei werden parallel immer wieder die kognitiven Prozesse reflektiert und nachgearbeitet.

Therapeut: „Okay, stellen Sie sich Ihren Schattenmann noch mal genau vor, und sehen Sie ihn lebhaft vor sich! Was sagt er sich nun in seiner viel ruhigeren und sichereren Haltung?"

Klient: „Ja, das ist gar nicht so leicht, das so schnell zu wiederholen."

Therapeut: „Und Ihre bisherigen Gedanken?"

Klient: „Die sind gleich schnell da."

Therapeut: „Was folgt daraus, wenn Sie von Ihrem Schatten lernen möchten?"

Klient: „Dass ich das schneller schaffen müsste."

Therapeut: „Genau! Deshalb schlage ich vor, den Übungsdurchgang zu wiederholen!"

Auswertung. Der Klient reproduzierte nun die Aussagen seines Schattens und ergänzte sie noch. Die körperlichen Aspekte können dann wieder durch Anleitungen einbezogen werden: „Stellen Sie sich vor, wie sich die Körperhaltung verändert, während er sich das sagt." Das parallele Einbeziehen der Physiologie und der gesamten Körperhaltung festigt die erarbeiteten Kognitionen und führt oft zu einem Nachahmen dieser Haltung. Im Wechselverhältnis Kognition-Emotion-Physiologie-Körperhaltung wird eine umfassendere Verankerung der neuen Haltung gefördert. Manche Klienten gelangen über das in der Übung vorgestellte Körpergefühl in der Alltagssituation zu ihren neuen Kognitionen. Eine mögliche Fortführung dieser Übung könnte sein: als Hausaufgabe zusammenfassen, neue Überzeugungen nochmals disputieren, bis sie klar und stimmig sind und spürbar zu mehr Gelassenheit führen.

Der Klient berichtete zehn Tage später, er habe mit seinem Schattenmann viel geübt und stelle sich jetzt jedes Mal, wenn er seine Angst entwickelt, die Frage: Was denkt der Schattenmann? Dadurch gerate er aus dem Angstkreislauf heraus, und nach einiger Zeit sehe er, dass seine neuen Überzeugungen, nach denen er nichts befürchten müsse, realistisch seien. Solche Übungen mit unsichtbaren Begleitpersonen sind sehr geeignet, im kurzen Beratungssetting fast spielerisch A-C-Verknüpfungen aufzuheben und durch Übung im Alltag eine Umstrukturierung über die bildlich vorgestellte und körperlich nachempfundene Zweitperson zu erwirken.

8 Umgang mit Widerstand

8.1 Der Vorteil des Nachteils

Manche Klienten fragen den Berater, warum sie sich immer wieder ungünstig, unfair, selbstschädigend verhalten. Warum klammern Menschen am Symptom? Warum nehmen sie all die Nachteile lieber in Kauf als eine Veränderung? Bei per se angenehmen Tätigkeiten liegt der Symptomgewinn auf der Hand: Lustgewinn. Bei per se unangenehmen Reaktionsweisen, wie z.B. Ängsten und Deprimiertheit, kann ein sekundärer Gewinn vorhanden sein: Zuwendung durch Bezugspersonen. Aber was ist der Grund für das Verharren im ungünstigen Verhalten, wenn kein Gewinn erkennbar ist? Wo ist der Vorteil im Nachteil? Wenn es sich um gewohnheitsmäßiges Verhalten handelt, gibt es immer einen Gewinn, wenn man alles beim Alten lässt: Bequemlichkeit. Es ist eben gemütlicher, den alten Gewohnheiten zu folgen, als sich gegen sie aufzubäumen. Oft ist dieser versteckte Symptomgewinn noch mit Angst vor der Veränderung gepaart, die zuvor bearbeitet werden sollte.

Anwendungsbeispiel

„Warum schiebe ich nur alles auf?" „Warum rege ich mich immer wieder über Nichtigkeiten auf?" Die Antwort kann der Klient zu Hause oder in der Beratung selbst erarbeiten. Der aktivierende Berater gibt das Staffelholz zurück: „Das ist eine sehr gute Frage! Schauen wir einmal, welche Vorteile Ihnen das bringt!"

Klient: „Aber ich habe nur Nachteile dadurch!"

Berater: „Dann lassen Sie es!"

Klient: „Das kann ich nicht!"

Berater: „Weil?"

Klient: „Weil es mir so schwer fällt."

Berater: „Das kenn ich auch. Ist sich schwerlich überwinden können das Gleiche wie nicht können?"

Klient: „Nee, das ist wieder der Punkt."

Berater: „Ja, der Punkt an dem Sie etwas, das Sie machen könnten, nicht tun, weil Sie sich nicht überwinden mögen. Welchen Vorteil habe ich, wenn ich die Überwindung, die mich eine Veränderung eben kostet, bleiben lasse?"

Klient: „Langfristig keinen, weil das Problem ja bleibt."

Berater: „Und kurzfristig?"

Klient: „Spare ich mir die Anstrengung und Unannehmlichkeit."

Berater: „Ja, das ist ein Riesenvorteil, der langfristig einen hohen Preis hat. Sind Sie bereit, auf diesen Vorteil zu verzichten?"

Klient: „Das will ich nicht."

Berater: „Das versteh ich sehr gut! Auch ich möchte keinerlei Unannehmlichkeiten in meinem Leben und immer glücklich sein."

Klient: „Ich weiß, das geht nicht."

Berater: „Glaub ich auch. Somit bleibt die Wahl zwischen zwei Übeln: Ihre Probleme langfristig behalten oder sich kurzfristig zu überwinden, die Dinge anzupacken. Welches Übel wählen Sie?"

Klient: „Okay, das langfristig geringere."

Berater: „Was können Sie heute noch dafür tun?"

Auswertung. Die zusammengefasste Rationale dieses Diskurses lautet etwa so: Ich ändere mein Verhalten nicht, wenn ich nicht bereit bin, die kurzfristigen Annehmlichkeiten des gewohnten Verhaltens im Jetzt gegen die langfristigen Vorteile einer Verhaltensänderung aufzugeben. Ich möchte vielleicht Veränderung, aber ich möchte den Preis nicht zahlen. Ich möchte Veränderung, wenn ich an mein selbstschädigendes Verhalten denke, aber nicht, wenn ich an die Mühe denke, die Veränderungen kosten. Eine weitere Möglichkeit ist, dass ich durch mein schädigendes Verhalten einen direkten Lustgewinn empfange, wie z.B. bei Exzessen mit Nahrung und Drogen oder bei Vermeidungsverhalten, durch das die Angst abflaut oder ich das Risiko meide, etwas falsch zu machen und kritisiert zu werden.

8.2 Umgang mit Veränderungshemmnissen

Es gibt Situationen, in denen Berater sich schwer tun, weil Sie nicht weiter wissen und meinen, weiter wissen zu müssen. Und es gibt Situationen, in denen Sie keinen lösungsförderlichen Einstieg finden.

„Ich fühle mich nicht ernst genommen"

Unvorsichtige Kognitive Beratung kann aufgrund der Strukturiertheit und Zielgerichtetheit Anlass für den Klienten sein, in den Widerstand zu gehen. Stellt etwa ein Berater übertriebene Befürchtungen oder überzogene Wertungen des Klienten ohne ausreichenden Rapport und ohne Transparenz in Frage, so reagiert dieser manchmal damit, „sich nicht ernst genommen zu fühlen".

Hier ist sinnvoll, genauer nachzufragen: „Wodurch?" oder: „Wodurch genau?" Wenn dabei die Auffassung des Klienten deutlich wird, dass jemand, der seine Sichtweisen hinterfragt, ihn nicht ernst nimmt, kann der Dialog auf diese Veränderungen hinderliche Haltung gelenkt werden. Gerade bei Widerstand ist es sinnvoll, zuvor wieder eine Brücke zu bauen. Beispiel: „Ich kann gut verstehen, dass meine Fragen für Sie ganz ungewohnt sind und Sie sie als einen Angriff verstehen. In gewisser Weise sind sie das auch. Ich möchte Ihnen nämlich gerne helfen, die Dinge einmal anders zu betrachten, und das geht leider nur, wenn ich einmal in Frage stelle, ob alles so schlimm kommen muss, wie es Ihnen erscheint."

Der Grat zwischen Infragestellen und Ernstnehmen ist manchmal schmal. Denn tatsächlich halten wir ja eine irrationale Sichtweise als solche nicht für wahr, sondern relativieren sie. Wenn jemand meint, alle Züge sind abgefahren, dann nehmen wir ernst, dass er so denkt, aber wir goutieren nicht den Inhalt dieser Aussage, wir halten nicht für wahr, was er denkt. Anders können wir keine neue Perspektive eröffnen! Manche depressiv denkenden Patienten glauben aber, Ernstnehmen bedeutet, dass der Gesprächspartner die Dinge genauso sieht wie er und ihnen zustimmt. Dann würde er aber genauso unangemessen denken und das Problem noch verstärken.

„Sie glauben, ich bilde mir meine Probleme nur ein"

Ähnliche Klientenäußerungen sind: „Sie glauben, ich bilde mir meine Probleme nur ein!" Auch hierin ist ein Fünkchen Wahrheit, denn psychische Probleme durch überzogene Befürchtungen sind zwar reale Probleme, aber sie kommen durch Einbildungen zustande. Eine mögliche Intervention ist dann: „Ich glaube, dass Menschen sich durch die Art und Weise, wie sie Dinge betrachten, viele Probleme selbst machen. Einbildung möchte ich das nicht nennen, weil das so klingt, als ob die Probleme nicht echt wären. Obwohl jemand doch daran leidet. Sind Sie bereit, einmal mit mir gemeinsam zu schauen, ob es für Sie möglich ist, anders an die Dinge heranzugehen?"

Ohne Widerstand keine Veränderungsarbeit. Andere Möglichkeiten bei beiden Widerständen sind: „Hoffentlich habe ich mich da nicht missverständlich ausgedrückt! Worin genau fühlen Sie sich nicht ernst genommen, bzw. was genau meinen Sie, halte ich für eingebildet?" Bei kognitiven Interventionen besteht aufgrund der agilen Vorgehensweise, die häufig Klientengedanken widerlegt, die Gefahr, dass ein Streit oder eine das Problem fördernde beidseitige Kampfhaltung aufkommt. Wenn der Berater bewusst trainiert hat, sich in keine Kampfhaltung zu begeben, ist dieses Problem gebannt. Eben weil wir ungünstige Sichtweisen des Klienten angreifen, vereiteln wir ihm sein momentanes Ziel, einfach nur Bestätigung zu erhalten. Passiv widerspiegelnde Beratungsformen laufen hier weniger Gefahr, andererseits gelangen sie aber auch nur sehr viel träger oder gar nicht zu lösungsorientierten Gesprächsverläufen. Die lösungsaktive Intervention ist eher geeignet, Widerstand auszulösen.

Brücken bauen. So bestimmt das Vorgehen eines Kognitiven Beraters einerseits ist, umso mehr bemüht er sich, Brücken zu bauen (s. 1.1) und sein Vorgehen verständlich zu machen. Bei Widerstand hilfreiche Brücken sind Formulierungen wie Folgende: „Ich kann mir gut vorstellen, dass Sie sich jetzt Bestätigung wünschen. Aus meiner Lebenserfahrung weiß ich aber, dass das nicht immer förderlich ist. So muss ich manchmal Dinge sagen, um Menschen weiter zu bringen, die sie nicht hören möchten. Langfristig helfen bedeutet eben auch, nicht nur Trost zu spenden, obwohl der recht angenehm ist." „Leider weiß ich keinen Weg, Ihnen da herauszuhelfen, außer anzuschauen, was Sie selbst jetzt tun können. Das ist sicher sehr schwer, aber so lässt sich am ehesten ein Ausweg finden."

Wo immer es in der Beratung um emotionale und/oder eingeschliffene Verhaltensprobleme geht, ist Arbeit mit und am Widerstand erforderlich. Die folgende Tabelle gibt einen Einblick, welche verbalen und nonverbalen Zeichen Berater beobachten können, um Widerstand besser zu erkennen. Sowohl eine verbale Ja-aber-Haltung, Entrüstungsreaktionen und ein Nicht-Einlassen auf die Beratung, als auch eine körperlich unterstrichene Antiposition können explizit zum Thema gemacht werden. Um weiteren Widerstand zu vermeiden, ist der Konjunktiv hilfreich: „Ich habe in unserem Gespräch Folgendes beobachtet (das Wahrgenommene einfügen). Könnte es sein, dass Sie sich nicht auf die Beratung einlassen mögen, oder irre ich mich?" Falls die Antwort Ja lautet: „Ich würde Ihnen sehr gern dabei helfen, das zu überwinden. Möchten Sie mit mir einmal gemeinsam schauen, was die Gründe sein könnten?"

Veränderungsbereite Haltung versus Widerstand	
Aufnahmebereitschaft und Compliance Klient ist:	**Widerstand**
nachdenklich	überschnelle Antworten und Erklärungen sowie Rechtfertigungen
zugewandt	inflationäres „Ja, aber … "
phasenweise introvertiert	abweisende Gesamthaltung
auf Fragen antwortend	Fragen ausweichend
Anregungen aufgreifend	passiv, bei Vorschlägen keine
Übungen mitmachend	Initiative ergreifend

Verbale Hinweise auf einen Widerstand können auch plötzliche Ausstiege aus dem Gespräch sein. Das trifft vor allem dann zu, wenn sie immer dann erfolgen, wenn der Berater gerade einen Punkt getroffen hat, den der Klient nicht hören möchte, weil er z.B. mit schwierigen Entscheidungen oder unbequemen Einsichten verbunden ist. In solchem Kontext sollten die folgenden Einwürfe einmal unter dem Aspekt des Widerstandes betrachtet werden:

▶ „Sie verstehen mich nicht."
▶ „Andere Berater/Therapeuten helfen mir da besser."
▶ „Ich wollte eigentlich etwas ganz anderes wissen."
▶ „Das ist ja gar nicht mein Problem."
▶ „Ich habe eigentlich da gar kein Problem."

Solche Äußerungen können immer auch eine zutreffende inhaltliche Seite haben. Es wäre also eher widerstandsfördernd, sich auf bestimmte Formulierungen zu stürzen und pauschal einen Veränderungswiderstand hineinzudeuten. Der Berater muss, um dies unterscheiden zu können, kritische Selbstreflexion üben und beobachten, welche individuellen Muster bei jedem einzelnen Klienten darauf hindeuten, dass er den Interventionen und Veränderungen ausweicht. Auch die obige Übersicht ist kein Rezeptbuch, sondern liefert lediglich Anhaltspunkte, die mit dem Klienten gemeinsam auf ihre Bedeutung hin geprüft werden müssen. Widerstand zeigt sich manchmal sehr versteckt. Anzeichen, die auf Widerstand deuten *können*, sind:

- ▶ Ablehnung Ihrer Vorschläge („Das ist nichts für mich!")
- ▶ stiller Boykott Ihrer Vorschläge („Ja, ja, kann man machen.")
- ▶ inflationäre Ja-aber-Einwände
- ▶ Ausdruck von Misstrauen („Wissen Sie überhaupt, wovon Sie reden?")
- ▶ permanenter Zweifel an der Kompetenz des Beraters („Haben Sie sich denn in Ihrer Ausbildung damit auch wirklich beschäftigt?")
- ▶ Resignation („Das schaffe ich alles nicht!")
- ▶ Black-outs und Blick in die Leere
- ▶ Ignorieren von Fragen
- ▶ plötzlicher Positionswechsel (nicht immer, aber auch Verschränken der Arme)
- ▶ Schließen der Augen
- ▶ dauerhaftes Unterbrechen des Beraters
- ▶ Wechsel in der Stimme zu laut oder leise oder neutral (immer relativ zu den individuellen Gewohnheiten des Klienten!)
- ▶ rascher Themenwechsel
- ▶ gezieltes Weinen (z.B. immer wenn eine Entscheidung oder Aufgabe zur Erledigung ansteht).

Keines dieser Anzeichen gibt uns hinreichend Aufschluss über das, was im Klienten vorgeht. Alle Verhaltensweisen können verschiedene Gründe haben. Deshalb ist die unorthodoxe Thematisierung mit offenen Fragen Methode der Wahl, die Klientenreaktion zu erforschen und danach zu bearbeiten. Hilfreich sind Gesprächsangebote, nicht hilfreich sind direktive Deutungen (die den Widerstand erst erzeugen können!). Wenn Ihnen etwas auffällt, laden Sie den Klienten zum Austausch darüber ein: „Ich hatte eben den Eindruck, dass Sie xyz gemacht haben. Könnte das bedeuten, dass Sie nicht einverstanden waren?" Bei Black-outs und heftigeren körperlichen Reaktionen merken Sie sich sorgfältig die Stelle, lassen Sie den Klienten ausreden, und fokussieren Sie dann darauf. Gute Erfahrungen sind mit dem Verschriften zu machen. Denn gerade ein Black-out, ein rasches Themenwechseln oder eine körperliche Reaktion weisen eventuell auf eine kognitive Vermeidungshaltung hin. Daher hilft es, den Punkt, um den es dabei gerade ging, festzuhalten und an der Tafel oder dem Flip-Chart einer Mikroanalyse zu unterziehen. Geeignet wäre ein einfaches ABC-Modell, in dem der Satz, auf den Ihr Klient reagierte, notiert wird und nach seinen Assoziationen und Gefühlen dazu gefragt wird.

Widerstand und ABC-Modell (Interventionsbeispiel)
Berater: „Ich hatte gerade den Eindruck, der natürlich falsch sein kann, dass Sie auf meine Bemerkung stark reagierten (oder aus dem Gespräch ausstiegen usw.). Nach meiner eigenen Erfahrung sind so etwas oft Knackpunkte in unserem Leben, die wir lieber gar nicht sehen. Ich würde Ihnen nun gerne helfen,

das einmal anzugucken. Sind Sie einverstanden, wenn ich das einmal hier an der Tafel mache?"
A: Berater sagt: „… "
B: ?
C: Black-out, Themenwechsel, Augen schließen usw.

Widerstand als „natürliches" Veränderungshemmnis

Begriff. Der Begriff Widerstand entstammt der Psychoanalyse, hat sich aber bei den meisten Therapieformen und auch in der Beratung durchgesetzt. Wie bei vielen Termini sind damit zumeist nicht mehr die analysetypischen Ausgestaltungen dieses Sachverhaltes gemeint, die oft von spekulativen Vermutungen über besondere Konfliktkonstellationen in der Kindheit genährt sind. Auch findet man in zeitgemäßen Veröffentlichungen seltener die Zirkularität der analytischen Deutungen, denen zufolge jeder Widerstand auf neurotische Muster hinweist und ein Widerstand gegen solche Deutungen wiederum bestätigt, dass der Klient neurotisch ist. Der Begriff Widerstand wird heute in einem pragmatischeren Sinne verwendet, um zu kennzeichnen, dass jemand möglicherweise aufgrund seiner emotionalen Probleme trotzt. Dies wird nicht einfach behauptet, sondern gemeinsam mit dem Klienten erkundet und geprüft. Der Mensch scheint natürlich erst einmal an dem festzuhalten, was er gewohnt ist. Denn jede Veränderung kann Gefahren bergen. Widerstand ist nach diesem Verständnis notwendiger Bestandteil von Veränderungsarbeit. Grawe (2003) weist gar darauf hin, dass bei schweren Symptomatiken ein „neuronal bedingtes Unvermögen" vorliegt, positive Aktivitäten und Sichtweisen aufzubauen. Das Wissen darum könnte helfen, bei mühsamen Prozessen nicht ärgerlich zu werden.

Das Neue als Bestrafung. Wer etwas verändert, gibt Gewohnheiten im Denken und Verhalten auf. Er lässt etwas los, das ihm bisher Stabilität gegeben hat, wie problemlastig seine alten Gewohnheiten auch immer waren. Aber sie waren ihm vertraut, und sie boten ihm Stabilität. Man kann sich eben auch in der Depression noch geborgen fühlen. Der Gewinn aus allen Symptomen und problematischen Verhaltensweisen ist Sicherheit. Die Bestrafung für jede Veränderung ist die Unsicherheit mit dem Neuen. Immerhin haben wir mit den alten Mustern überlebt, das ist mehr als nichts. Werden wir es auch mit den neuen? Veränderung bedeutet Verlust des Altgewohnten. Neue Wege müssen erst gewagt werden, sie beinhalten Unsicherheit. So betrachtet erscheint Widerstand als quasi natürliches Schema. Was einmal gebahnt ist, wird beibehalten, denn wird die Taube auf dem Dach nur Gutes bringen? Die Evolution hat dieses Sicherheitsdenken als Selektionsfaktor in uns verankert. Denn wer zu schnell zu viel verändert, könnte sich leichtfertig in Gefahr begeben und die bisherigen Überlebenschancen verlieren.

Funktion des Widerstands verstehen helfen. Es ist hilfreich, dem Klienten diese Funktion des Widerstands zu erläutern, damit er weiß, warum ihm Veränderungen so schwer fallen, und sich nicht dafür verurteilt. Solche psychoedukativen Erläuterungen sollten in alltäglicher Sprache vorgenommen werden. Günstig sind Formulierungen wie „Klammern an der Gewohnheit" oder „Furcht vor dem Neuen". Zur Sprache kommen kann auch die Angst, sich dafür zu verurteilen, sich bisher das Leben unnötig schwer gemacht zu haben.

Die Ungewissheit neuer Wege

Formulierungshilfe. Eine Metapher kann helfen, das Phänomen Widerstand verständlich erscheinen zu lassen: „Stellen Sie sich mal vor, Sie durchqueren jeden Tag einen undurchschaubaren Dschungel – Ihren Alltag. Sie wissen einen Weg, der sehr beschwerlich ist. Aber den kennen Sie gut und wissen zumindest eines: Sie kommen auch am anderen Ende an. Nun kommt ein Berater und erzählt Ihnen von einem anderen Weg mit weniger Beschwernissen. Da hinten bei der Palme links und dann mitten durch die Hügel. Aber so richtig einschätzen können Sie diesen Weg noch nicht! Aus eigener Erfahrung wissen Sie noch nicht, ob das, was so plausibel klingt, auch funktioniert. Die Wegbeschreibung erscheint Ihnen zwar plausibel. Sie könnten damit Ihr Leiden beenden. Aber: Stimmen die entsprechenden Erklärungen? Ist der problemfreie Weg wirklich gangbar? Sie wissen es vielleicht durch Erklärungen, die man Ihnen gegeben hat. Aber glauben Sie es auch wirklich? Und noch ein Haken: Der leichtere Weg erfordert am Anfang mehr Überwindung, weil er über einen großen Hügel führt. Sich aufraffen! Und all die Unsicherheit. Denn der Weg ist für Sie noch nicht gut erkennbar. Kann es da wundern, wenn Sie sich doch wieder für den beschwerlichen, aber gut ausgetrampelten Pfad entscheiden? Es ist also ein Wagnis, neue Wege zu beschreiten. Verstehen Sie nun, warum wir Menschen oft am Altgewohnten festhalten?"

Widerstand ist natürlich. Berater können Ungeduld und Verärgerung abbauen, indem sie sich die Natürlichkeit des Widerstandes verständlich machen. Die konstruktive Nutzung des Widerstandes in Beratung und Therapie erfordert Toleranz und eine Sicht, in der Veränderungswiderstand nicht als Angriff auf die Person des Beraters oder seine Kompetenz gesehen wird. Wir benötigen dazu die sichere Einsicht, dass der Kampf mit dem inneren Schweinehund dauern kann und nicht leicht ist. Als Alternative dazu können wir Widerstand zumindest der Möglichkeit nach als Zeichen sehen, dass wir den richtigen Punkt getroffen haben. Allerdings ist dies immer eine falsifizierbare Hypothese, denn Berater können sich irren, und der Klient ist dann nicht aufgebracht oder stur, weil wir am für ihn zentralen Punkt arbeiten, sondern weil wir etwas übersehen oder falsch eingeschätzt haben. Das aus der Psychoanalyse stammende, aber allgemein oft verwendete Denkmuster, nach dem Widerstand nur umso mehr zeigt, wie treffend die Intervention des Beraters war, bleibt immer hypothetisch. Wir laufen Gefahr, tautologisch zu denken: Wenn der Klient uns folgt, bestätigt er uns im Recht, und wenn er uns nicht folgt ebenfalls ... Ich plädiere für ein eher kritisch-rationales Denken, das nicht von verifizierbaren Wahrheiten ausgeht, sondern von falsifizierbaren Annahmen (Popper, 1972).

Sinnvoller Klientenwiderstand. Kurzum, wir können schief liegen und mit einer ungünstigen Reaktion einen Widerstand provoziert haben, der mit dem Hauptproblem des Klienten nichts oder nur wenig zu tun hat. Daher ist es hilfreich, immer wieder zu prüfen, ob der Widerstand sinnvoll ist, weil wir eine ungünstige Richtung eingeschlagen haben. Manch Aufbegehren ist eben nicht durch die Angst vor Veränderung begründet, sondern durch ungenaue, missverstandene oder überfordernde Äußerungen des Beraters. Der Widerstand ist dann rational begründet und nicht durch das Homöostaseprinzip, dem prinzipiellen Festhalten am Altgewohnten. Klientenwiderstand ist z.B. in folgenden Fällen sinnvoll, um in der Veränderungsarbeit voranzukommen:

(1) Wenn der Klient zu Aktivitäten angeregt wird, zu deren Umsetzung ihm Wissen und Fähigkeiten fehlen, wenn die Lösungsschritte also gar nicht erreichbar oder zu groß sind. Der Widerstand ist dann ein sinnvoller Selbstschutz. (Überforderung)

(2) Wenn der Berater Ziele voraussetzt, die der Klient nicht teilt. (Fehlende Zielkongruenz)

(3) Wenn der Berater seine Führungsqualitäten ausspielt, ohne dafür eine tragfähige Beziehung aufgebaut oder vorgefunden zu haben. Wenn der Berater z.B. durch Fragen das Gespräch leitet, ohne dass der Klient versteht und sich darauf einstellt, warum der Berater auf diese Weise vorgeht. (Dominanzfehler)

(4) Emotionale und wertende Überreaktion des Beraters.

Achtung: Der Berater kann alle Fehler gleichzeitig machen! Wenn Sie Ihre Interventionen reflektieren (gut geeignet sind wiederum Bandaufnahmen mit realen oder rollengespielten Klienten), gehen Sie daher am besten abschnittsweise alle vier Punkte in Form einer Checkliste durch. Die meisten neigen sonst dazu, sich auf einen Punkt zu stürzen und die anderen zu ignorieren. Außerdem schadet es nicht, gegebenenfalls zu sehen, dass der Gesprächsabschnitt nicht nur aus Fehlern besteht, sondern vielleicht andere Punkte in ihm gut erfüllt wurden.

Wahrnehmungstraining in der Gruppe. Zwei Teilnehmer aus einer Beratergruppe tragen öffentlich einen kleinen Konflikt aus – eine Meinungsverschiedenheit oder dergleichen aus Politik oder Kultur. Die Übrigen beobachten dabei die Körpersprache und registrieren alle Reaktionen, die ihnen auffallen an Stimmführung, Körperhaltung, Augen, Gesicht, Gestik, Motorik. Diese Zeichen werden nicht brachial interpretiert (dies erzeugt bei den Übenden wie bei Klienten Widerstand), sondern die Beobachtungen werden mitgeteilt („Könnte dies etwas mit Ihren Gefühlen, die Sie zu dem Zeitpunkt hatten, zu tun haben?").

Bei Klienten erscheinen solche Rückmeldungen nur dann angebracht, wenn sie wohldosiert und nach ausdrücklicher Einwilligung gemacht werden.

8.3 Widerstand als integraler Bestandteil eines Problems

„Beratungsresistenz". Widerstand gegen Veränderungsarbeit oder auch nur gegen beraterische Anregungen ist vielen Problemkategorien immanent. Schließlich haben viele Klienten ihr Problem nur, eben weil sie sich Lösungsmöglichkeiten verschließen, manchmal wird das fast scherzhaft als Beratungsresistenz bezeichnet. Solches Klammern am Symptom ist konstituierender Bestandteil eines Beratungsprozesses und sollte daher nicht als hinderlich, unerwünscht oder gar unerhört betrachtet werden. Wenn der Berater auf Widerstand mit Ärger reagiert, festigt er das System des Klienten, der die emotionale Reaktion des Beraters zum willkommenen Anlass nehmen kann, die Beratung zu verurteilen und den Berater als uneinfühlsam abzuqualifizieren. Die Eigenemotion des Beraters verstärkt dann den Widerstand. Günstig ist ein Hinterfragen jedweden Ärgers als eigene irrationale Reaktion, für die wir als Berater die alleinige Verantwortung haben und nicht der Klient, ganz gleich, was er auch sagt.

Beraterkognition. Leitidee ist der ärgerfrei reagierende Berater, der dem Klienten allerdings Unzufriedenheit widerspiegeln kann, ohne jedoch Ärger im Sinne einer Sie-können-doch-nicht!-Reaktion zu entwickeln. Eine sinnvolle Beraterkognition ist demnach: „Der Klient darf widerständig sein, so viel er will. Ob der Klient etwas aus meiner Beratung annimmt, liegt nicht in meiner Macht und hat auch keineswegs zwangsläufig etwas mit meiner Qualifikation zu tun. Ich prüfe natürlich, ob ich Fehler gemacht oder mich ungünstig verhalten habe. Aber ob der Klient bereit ist, sich auf die Beratung einzulassen, entscheidet allein er. Ich kann lediglich das mir Mögliche tun, Brücken zu bauen. Damit kann ich die Wahrscheinlichkeit einer guten Compliance erhöhen, aber nur, wenn der Klient dies ebenfalls zulässt. Ich habe keine Macht über ihn. Ich bin für mein Vorgehen verantwortlich und dafür, auf hohem Niveau zu praktizieren. Aber auch, wenn ich nach allen Regeln der Kunst gearbeitet habe, kann eine Beratung vom Klienten abgelehnt werden."

Veränderungshemmnisse vermeiden. Ziel ist, möglichst wenig Widerstand beim Klienten zu wecken. Allerdings befindet sich der Berater dabei häufig auf dem Drahtseil, wenn kurzfristig zusprechende Interventionen zum hohen Preis langfristiger Problemverstärkung erkauft werden. Solche Mechanismen sind in der Koalitionsbildung zu finden, bei der ein Berater die überzogenen Sichtweisen des Klienten bestätigt oder sogar noch verschärft. Der Klient fühlt sich dann zwar verstanden, aber ihm wird auch die Chance einer neuen Perspektive genommen. Beispiel: Ein Klient schildert Mobbing am Arbeitsplatz, indem er beschreibt, dass Kollegen über ihn reden und einige ihn nicht mögen und kritisieren. Der Berater wiederholt und verstärkt dies mit den Worten („Ja, das ist ja wirklich furchtbar für Sie."), statt in Frage zu stellen, was an den geschilderten alltäglichen – wenn auch unliebsamen – Begebenheiten so furchtbar ist. Günstiger wäre hier, zu bestätigen, dass der Berater versteht und akzeptiert, dass der Klient darunter leidet, wenn (!)

er die Situationen so schrecklich findet. Etwa so: „Ich kann sehr gut nachempfinden, dass Sie darunter leiden, wenn Sie sich das so zu Herzen nehmen." Der Klient ist dann in seinem Leiden verstanden, ohne dass seine Weltsicht, die zu dem Leiden führt, zugleich bestätigt wird. Daran anknüpfend kann die Lösungsorientierung vorgenommen werden: „Lassen Sie uns schauen, wie Sie lernen können, mit diesen Dingen anders umzugehen." Häufige Variante ist nun, dass der Klient sagt: „Wieso ich, meine Kollegen sind doch schuld!" Hier wäre die freundliche, aber bestimmte Fokussierung auf realistische Veränderungsmöglichkeiten hilfreich: „Was können wir an Ihren Kollegen ändern?" Klientenseitige Veränderungshemmnisse sind:

▶ Ausrichtung der Beratung auf Bestätigungssuche
▶ Verantwortungsabgabe
▶ Ausrichten auf Bagatelleprobleme.

Bestätigungssuche. Bei der Bestätigungssuche schimpft der Klient ärgerlich auf die Welt und die Menschen oder klagt deprimiert über sie. Er möchte, dass der Berater ihm das bestätigt. Ein Berater, der dieses Muster erkennt, kann das fruchtlose Verharren im Problem auflösen, indem er die gewünschte Bestätigung ausbleiben lässt und konsequent darauf reflektiert, was der Klient tun kann, um in dieser Welt und mit diesen Mitmenschen besser zurechtzukommen. Wenn der Klient fordert, dass der Berater nur zuhören soll, kann dieser auf das dysfunktionale Modell abheben und fragen: „Wodurch soll Ihnen das helfen?" Und auf die Erwiderung, das entlaste den Klienten, erwidert ein veränderungsorientierter Berater: „Möchten Sie lernen, sich selbst zu entlasten?" Auf den Einwand, das ginge nicht, kann der Berater in Frage stellen, was der Klient so aussichtslos findet, dass er es nicht versuchen möchte. Er kann ins Gespräch bringen, dass Beratung Hilfe zur Selbsthilfe ist, und fragen, ob der Klient sich darauf einmal einlassen möchte. Erfahrungsgemäß willigen die Klienten ein, wenn der Berater dies überzeugend und ohne moralische Wertung der passiven Haltung des Klienten präsentiert hat. Falls der Klient dies aber ausschlägt, kann es sinnvoller sein zu sagen, dass man leider nicht helfen kann, so gern man möchte.

Verantwortungsabgabe. Bei der Verantwortungsabgabe attribuiert der Klient ähnlich wie bei der Bestätigungssuche sein Problem extern, d.h. er schildert das Problem so ungenau, dass es unlösbar wird, oder er weist jedwede Möglichkeit der Veränderung radikal von sich. Hier ist die Frage nach dem Beratungsauftrag sinnvoll, das konsequente Wiederholen der Frage: „Wobei kann ich Ihnen helfen?" sowie das Infragestellen der Hilflosigkeit. Solange der Klient glaubt, hilflos zu sein und nichts tun zu können, um in den entsprechenden Situationen anders zu reagieren, wird er keine Veränderungsmotivation aufbringen. Daher ist der kognitive Angriff auf die Unveränderbarkeit hier zentrales Thema, um diesen Widerstand zu bearbeiten.

Bagatelleprobleme. Ebenfalls veränderungshemmend ist die Konzentration auf Randprobleme, die durch wiederholtes Fragen nach typischen Beispielen für das Problem aufgelöst werden kann. Wenn der Berater den Eindruck hat, nicht beim

Kern der Sache zu sein, sollte er das widerspiegeln und fragen: „Wie sehen Sie das?" Wichtig ist hier, dass der Berater sich auf die Screening-Phase besinnt und das zentrale Problem nicht aus den Augen verliert. Wenn Sie das Problem des Klienten nicht in zwei Worten oder Sätzen zusammenfassen können, verlieren Sie den Überblick.

Manchmal deuten nicht nur ablehnende Aussagen auf möglichen Widerstand hin, sondern paradoxerweise auch Zustimmung und Belobigung. Wenn z.B. der Berater gebauchpinselt wird („Sie haben mir schon jetzt geholfen!"), kann dies ein Hinfortloben unangenehmer Interventionen zum Ziel haben. Dem Berater wird zwischen den Zeilen signalisiert, nicht weiter aufzurücken und nichts zu tun, was dem Klienten nicht im Hier und Jetzt auch gut tut. Der Berater wird präventiv gebauchpinselt, auf dass er sich so verhalte, dass ihm weitere Streicheleinheiten zukommen. Zugleich wird angedeutet: Bleib wie du bist, und sei gefällig, sonst gibt's Gegenwind! Berater, die ihre eigenen Probleme mit Fremdverstärkung und Applaussucht nicht bearbeiten, laufen Gefahr, eine zwar nette, aber lösungshemmende Koalition mit dem Klienten einzugehen. Ein vom Zuspruch sehr abhängiger Berater kann leicht in den Ruhestand belobigt werden.

> **Positiv erscheinender Widerstand**
> ▶ „Das hat mir schon sehr geholfen."
> ▶ „Mir geht es schon besser."
> ▶ „Was Sie da gesagt haben, tat mir richtig gut."
> ▶ „Mir ist dabei alles irgendwie klarer geworden."
> ▶ „Sie sind viel besser als andere Berater."

Funktionalität des Widerstandes

Alle Interaktionsmuster, die potentiell auf einen Veränderungswiderstand hindeuten, können im Rahmen einer funktionalen Mikroanalyse (Kanfer & Phillips, 1970) hinsichtlich ihrer kurzfristigen positiven und langfristig negativen Konsequenzen gedeutet werden. Im Rahmen des Modells der operanten Konditionierung (Skinner, 1978, 1953) führt der Widerstand zu einer Erleichterung, z.B. weil der Berater seine Interventionen aufgibt. Langfristig wird dadurch jedoch das Problemverhalten aufrechterhalten. Wenn der Berater sich jedoch nicht von einer Bearbeitung des Problems ablenken oder abbringen lässt, nimmt er dem Klienten die kurzfristige Erleichterung, da er weiterhin unbequeme Fragen stellt oder unangenehme Realitäten ausspricht. Langfristig gibt er dem Klienten dadurch die Chance, Fortschritte zu machen.

Die nachfolgende Aufstellung gibt eine Übersicht über Interaktionsmuster, die Widerstand anzeigen können. Der Klient tritt in eine – für ihn zumeist nicht bewusste – Beziehung zum Berater oder Therapeuten und erwirkt – sofern der Berater in diese Interaktion einsteigt – möglicherweise kurzfristig ein angenehmes Gefühl. Langfristig wird dabei sein Problem verstärkt oder stabil gehalten.

Klientenaktion	Äußerungsform	kurzfristige positive Konsequenz	dauerhafte negative Konsequenz
Koalitionsbildung (Klient möchte den Berater als Verbündeten)	XYZ ist doch wirklich blöd, ungerecht, unzugänglich, verschlossen, unerträglich	Fühlt sich gut und geborgen, indem er sich aufwertet	Eigenes Problem wird nicht bearbeitet, Schimpfhaltung und Resignation werden gefördert
Bestätigungssuche	Ich möchte, dass Sie nur zuhören!	Dominanz über das Gespräch	Verstärkung der Abhängigkeit vom Zuspruch und Unterordnen anderer
Verantwortungsabgabe	Ich kann/konnte da doch gar nichts machen	Bequemlichkeitseffekt	Verstärkung der Passivität
Erfolgsgeschichten, anstelle Arbeit an ungelösten Problemen	Aber X habe ich sehr gut geschafft. Y kann ich auch hervorragend	Selbstaufwertung durch Konzentration auf Erfolge (oft auf Randgebieten)	Aufrechterhaltung der bestehenden Probleme, Selbstabwertung
Berater kritisieren	Sie sollten da anders reagieren	Klient lenkt sich von seinem Problem ab durch Suche eines Schuldigen	Klient arbeitet nicht mehr an seinem Anteil am Problem
Berater loben	Sie haben mir schon sehr geholfen	Berater wird zum Ausruhen auf den Lorbeeren angeregt	Veränderungsarbeit wird reduziert oder eingestellt
Unwichtiges Vorzeigeproblem präsentieren	Hätte ich nicht X tun müssen?	Offenheitsillusion wird gepflegt	Vermeidung von problemlösender Veränderungsarbeit

8.4 Umgang mit extrem aggressivem Widerstand

Wenn Klienten sehr aggressiv auftreten, kann Beraterkunst sich darin zeigen, nicht in einen Streit einzuwilligen, d.h. sich selbst in Rage zu bringen und mit dem Klienten in den von ihm inszenierten Kampf einzutreten. Dadurch würden die Aktionsmuster des Klienten verstärkt. Er würde seine Aggressionen nach außen bringen (statt sein Problem zu bearbeiten) und hätte (einmal mehr) einen Sparringspartner gefunden, der mit ihm streitet. Die Aggressionen haben oft die Funktionalität, einen inneren Konflikt auszuagieren. Nüchterner ausgedrückt: Das Inszenieren von Konflikten ist ein Vermeidungsverhalten, dass von internen Stimulusbedingungen ablenkt. Wut auf andere übertüncht die eigenen Gefühle wie Minderwertigkeit und Selbstärger oder auch Angst. Den durch gekonnte

Streiterei aufgebrachten Gesprächspartner zu bekämpfen, kann angenehmer sein, als sich selbst zu beschimpfen oder Angst vor Abwertung zu spüren. Um diese Vermeidungsstrategie nicht zu verstärken, verwahrt sich der Kognitive Berater besser vor Streiterei; falls der Klient in ihm Aggressionen und Streitlust weckt, bearbeitet er diese, indem er sich die Funktionalität des Ausagierens vor Augen führt und auch seine eigenen Emotionen reflektiert.

Internes Argumentieren. Um auch unter der knisternden Spannung eines aggressiv agierenden Klienten sowohl Rapport als auch eine konsequente Gesprächsführung zu erzielen, ist oft das interne Argumentieren die Methode der Wahl. Dem Klienten wird dabei so wenig Angriffsfläche wie möglich geboten, während ihm gleichzeitig deutlich gemacht wird, dass der Berater sich durch die Aggressionen nicht lenken lässt. Übertriebene Weichheit verrät ebenso beraterische Unsicherheit wie aggressives Gegenhalten.

Anwendungsbeispiel: starke Aggressionen in der Beratung

Klient: „Das ist scheiße, dass ihr Berater nie genug Zeit habt, ich find das richtig scheiße von euch."

Berater: „Ja, das ist Mist und doch Realität. Möchten Sie die Zeit, die wir zur Verfügung haben, dennoch nutzen?" (Berater greift nicht die Wertung des Klienten an, sondern argumentiert intern, indem er die Prämisse des Klienten unangetastet lässt, aber dessen Haltung dazu hinterfragt. – Bei der internen Argumentation werden nicht die Behauptungen des Klienten gekontert, sondern seine Schlussfolgerungen aus ihnen.)

Klient: „Weil ihr nicht wirklich helfen wollt!"

Berater: „Stimmt zum Teil. Wir wollen nur eine bestimmte Zeit lang helfen." (Abgrenzung und Methodendirektivität.)

Klient: „Ihr lasst uns einfach im Regen stehen."

Berater: „Nö, aber unser Regenschirm hat Grenzen. Aber meine Frage war …" (Abgrenzung und Methodendirektivität.)

Klient: „Das ist scheiße!"

Berater: „Aus Ihrer Sicht ja. Also: unbegrenzt Zeit ist nicht. Wollen wir dennoch diese Zeit nutzen?" (Berater gibt die Verantwortung in die Hände des Klienten, ohne das Streitangebot anzunehmen.)

Klient: „Ihr seid alle scheiße!"

Berater: „Hören Sie zu! Ich helfe Ihnen gern, aber ich lasse mich nicht beschimpfen. Ich biete meine Hilfe an, aber Sie werden nicht bekommen, was Sie möchten, sondern nur 45 Minuten. Möchten Sie die nutzen oder lieber nicht?" (Brücke bauen, Abgrenzen, Fokussierung auf Entscheidung.)

Klient: „Die reichen mir nicht."

Berater: „Das war nicht meine Frage! Das, was Ihnen reicht, bekommen Sie hier leider nicht. Meine Frage ist nun, ob Sie das nutzen möchten, was ich anbiete, nämlich jetzt noch ca. 40 Minuten, oder ob Sie dann lieber gar nicht mit mir sprechen möchten?" (Gesprächsleitung durchhalten und auf reale Möglichkeiten fokussieren.)

Klient: „Dann hab ich ja überhaupt nichts!"

Berater: „Genau! Deshalb bitte ich Sie, sich jetzt zu entscheiden, ob Sie diese 40 Minuten mit mir über Ihr Problem sprechen möchten." (Negative Konsequenz spiegeln und nochmals fokussieren.)

Klient: „Das ist scheiße!"

Berater: „Dann entscheiden Sie sich jetzt bitte für oder gegen diese Scheiße."

Klient: „Da hab ich ja keine Wahl."

Berater: „Doch! Zwischen 40 Minuten und Null Minuten, was möchten Sie lieber?"

Klient: „Na gut, also mein Problem ist …"

Auswertung. Der Berater zeigt sich als emotional stabiler und seiner Sache sicherer Dialogpartner. Er bleibt bei den gesetzten Bedingungen und bietet mehrfach von Neuem an, die Probleme zu besprechen bzw. einen Anfang dazu zu machen. Er unterbreitet sein Angebot beharrlich erneut und spiegelt dem Klienten die Konsequenzen seines Alles-oder-Nichts-Denkens. Der Berater wiederholt seine unbeantworteten Fragen und lässt sich nicht ablenken. Er grenzt sich deutlich gegen Beschimpfungen ab, definiert zum besseren Verständnis seine Rolle dem Klienten gegenüber und wiederholt freundlich sein Hilfsangebot. Das Gespräch wird immer wieder auf die Entscheidung des Klienten fokussiert, es anzunehmen oder nicht. Der Dialogausschnitt möge zeigen, wie ein Berater auch unter sehr fordernden Bedingungen eine Beraterrolle konsequent durchhalten kann.

9   Training gegen Dialogfehler

9.1   Ungenaues Fragen

Der Berater ist immer auch ein Lernmodell für den Klienten. Schon deshalb ist es ungünstig, Fehler einfach zu übergehen. Damit vermitteln wir als Lernmodell die versteckte Botschaft: Fehler kaschiert man besser! Im Sinne eines Lernmodells, über das auch der konstruktive Umgang mit Fehlern demonstriert wird, handeln wir günstiger, wenn wir unsere Fehler ausdrücklich ansprechen, z.B. mit den Worten: „Autsch, da habe ich eben ganz ungünstig gefragt! Ich verbessere das jetzt …" Falls wir selbst den Fehler gar nicht bemerkt haben und erst die Antwort eines Klienten auf eine ungünstig gestellte Frage uns damit konfrontiert, ist ebenfalls der lösungsorientierte Umgang damit hilfreich. Der Klient fühlt sich vielleicht sogar gerade überlegen und lässt uns mit einer Frage auflaufen. Beispiel:
Berater: „Würden alle Menschen so reagieren wie Sie?"
Klient: „Natürlich!"

Gut gemeint ist nicht genug. Der Berater hatte hier *versucht*, Alternativen zu einem Klientenverhalten zu erfragen, hat aber dem Widerstand des Klienten durch seine Frage breiten Raum gegeben. Unter günstigeren Bedingungen kann diese Frage zum Ziel führen; der Klient antwortet dann z.B.: „Nee, ich weiß schon, dass ich da besondere Probleme hab, man könnte natürlich auch anders herangehen." Die Antwort des Klienten in unserem Fehler-Beispiel stellt einen gelungenen Widerstand gegen die Fragetechnik oder gar gegen Veränderungsarbeit generell dar. Diesen Widerstand hätte der Berater durch Präzision umschiffen können, indem er ein neues Bewertungssystem integriert und daran angeknüpft hätte: „Wie würde jemand reagieren, der die Dinge weniger wichtig nimmt?" Die Phantasie des Klienten wird damit geleitet und nicht – wie in der ersten Frage – sich selbst überlassen. Freilich kann der Klient jetzt noch antworten: „So was gibt's gar nicht! Das würde jeder so sehen wie ich!" Dennoch ist dieser Frageweg lösungsorientierter, weil jetzt die Sichtweisen des Klienten im Mittelpunkt stehen und Alternativen dazu aufgebaut werden können: „Okay, lassen Sie uns das später einmal überprüfen! Erst mal ist meine Frage: Wenn jemand die gleiche Situation weniger wichtig nimmt, ihr weniger Bedeutung gibt, wie reagiert der dann?" Das Klammern an der eigenen Sichtweise wird danach disputiert: „Sie sagen, einer, der das weniger wichtig nimmt, könnte anders reagieren als Sie. Woraus schließen Sie nun, dass Sie das nicht lernen können?"

Selbstkorrektur. Wenn wir mit einer Frage auf dem Bauch landen, können wir im Sinne unseres Lernmodells für den konstruktiven Umgang mit Fehlern auch sagen: „Ihre Antwort zeigt mir, dass ich eben ganz blöd gefragt habe. Ich meinte mit meiner Frage …" Diese Selbstkorrektur und der liebevolle Umgang mit unserer allzu menschlichen Unzulänglichkeit kann für den Klienten ein Modell zum verständnisvolleren Umgang mit sich selbst werden.

9.2 Überdifferenzierendes Fragen

Unsinnige Präzisierungen. Ein anderer häufiger Fragefehler ist die Zuvielfrage. Der Berater strebt nach einer Präzisierung, die unsinnig ist, da er schon eine Antwort erhalten hat („Was meinen Sie mit Angst?" „Wie ist denn Ihr Ärger?"). Der Klient hat Gefühle benannt und der Berater überfragt ihn, indem er den konkreten benannten Punkt übergeht und unklare Zusatzfragen stellt. Der Klient könnte hier denken, er hätte sich nicht klar ausgedrückt, der Berater versteht nicht, was Ärger oder Angst sind, oder es ist falsch, nur Gefühle zu benennen. All diese Folgen wären beraterisch kontraproduktiv. Deshalb braucht der Berater ein Konzept, mit dem er eindeutig benannte Probleme erkennt und dann nicht weiterfragt, sondern die kognitiven Zusammenhänge erforscht, die das Gefühl begleiten.

Beispiele für sinnvolle analytische Fragen
▸ Ärger: „Was genau fanden Sie so unverschämt, unmöglich, unglaublich?"
▸ Angst: „Wovor ängstigen Sie sich? Was befürchten Sie?"
▸ Niedergeschlagenheit: „Worüber sind Sie so niedergeschlagen? Was genau finden Sie so aussichtslos entsetzlich?"
▸ Trauer: „Worin besteht Ihr Verlust?"

9.3 Interventionismus

Am Kernproblem bleiben. Bei mancher Beratung wird nicht nur durch eine überdifferenzierende Frage übers Ziel hinaus geschossen, sondern durch zu viele Interventionen. Zu viele Fragen hindern daran, noch am Hauptproblem arbeiten zu können. Wenn ein Berater jede Ungenauigkeit, Verallgemeinerung oder Behauptung angreift, wird er oft nicht zum Wesentlichen vordringen.

Anwendungsbeispiel: Interventionismus
Der Klient möchte über seinen Trennungsschmerz sprechen und beginnt: „Das hat mir natürlich wehgetan."
Berater: „Was ist daran natürlich?"
Klient: „Tja, also nee, natürlich nicht, ich mein bloß, ich fühl mich da natürlich verarscht."
Berater: „Was ist daran natürlich?"

Klient: „Also, dann sag ich das nicht mehr, also meine Freundin hat mich da echt fertig gemacht."

Berater: „Wie kann jemand anders Ihre Gefühle bestimmen?"

Klient: „Natürlich, ich mein, sicher nicht bestimmen, klar, aber man ist doch verletzt, wenn …"

Berater: „Wer ist man?"

Klient: „Ja, also das war wohl verkehrt, ich meine, ich kann das doch nicht einfach egal finden, wenn …"

Berater: „Wer schreibt Ihnen das vor?"

Klient: „Ich meine doch nur, ich …"

Berater: „Was meinen Sie mit 'nur'?"

Klient: „Ich denk, ich mein, ich muss doch dabei was empfinden, wenn …"

Berater: „Können Sie das beweisen?"

Auswertung. Wir sehen an diesem Gesprächsausschnitt, dass der Berater zwar technisch korrekte Fragen stellt, diese aber fast wahllos platziert und der Klient gar nicht zu seinem Problem vordringt. Die kontextuelle Schwerpunktsetzung fehlt. Nicht Hauptirrationale werden angegriffen, sondern verbale Nebenschauplätze. Im Kontext einer umfassenden therapeutischen Arbeit könnten solche Analysen eine wichtige exemplarische Funktion erfüllen – sofern auch hier besser gewichtet wird. Unter Beratungsbedingungen aber ist eine so umfassende verbale Analyse eher hinderlich, weil wir in relativ kurzer Zeit ein Kernproblem angehen wollen und dem therapeutisch in kein spezifisches Analysemodell eingeführten Klienten kaum klar machen können, warum wir all dies aufgreifen.

9.4 Das Helfersyndrom – problemverstärkendes Beraterverhalten

Fehlannahmen. Das Helfen-müssen-Syndrom fußt in der falschen Annahme, dass jedem Klienten (durch jeden Berater und/oder jederzeit) geholfen werden kann und zudem ein nicht näher begründeter Zwang besteht, dies zu tun. Dahinter lauern Schlussfolgerungen wie: Wenn ich es nicht kann, bin ich inkompetent. Weiter wird unterstellt, dass wir sogleich ein Ergebnis zu sehen bekommen. Gerade sprachlich sehr geschulte Kognitive Berater unterschätzen aber manchmal ihre Klienten, wenn diese sich sprachlich nicht so versiert ausdrücken können und nicht so recht mitteilen können, was sie bereits gelernt haben. Ein Klient sagte einmal: „Sie haben mir sehr geholfen. Ich kann zwar nicht sagen wobei, aber es fühlt sich gut an." Aber auch, wenn der Klient *nicht* von der Beratung profitiert, muss dies nichts mit Ihrer Beratungskompetenz zu tun haben, da nicht Sie den Klienten verändern, sondern nur er sich selbst. Und das will nicht jeder mit allen unbequemen Konsequenzen – schon gar nicht bei allen Problemen und auch nicht zu jedem Zeitpunkt.

Aktionismus. Mit dem Helfen-müssen-Leitsatz fällt der Berater in übereifrigen Aktionismus, beratschlagt, überredet und redet gut zu, um unbedingt einen kleinen Erfolg durchzubringen. Er arbeitet mehr als der Klient, weil er glaubt, ihm einen Erfolg schuldig zu sein. Aber selbst, wenn Sie nach allen Regeln unserer Kunst gearbeitet haben, bleibt in sehr seltenen Fällen ein Rest an Klienten veränderungsresistent. Sie tun das nicht, um den Berater zu erniedrigen, sondern weil es ihre Natur ist. Manche Klienten möchten Ihnen auch zeigen, dass Sie nichts ausrichten können, weil diese Art der Aggression für sie eine wichtige Kompensation ihrer eigenen Probleme darstellt oder das Gegen-angeh-Schema in ihrer Lerngeschichte tief verankert ist. Es wird sicher nicht immer möglich sein, diesen Aspekt zu erörtern und den Widerstand aufzulösen. Eine Loslösung von der Allmachtsphantasie, jeden weiterbringen zu können, könnte Folgendes zum Inhalt haben:

▶ Akzeptieren Sie, dass der Klient vielleicht keine Veränderung möchte.
▶ Sprechen Sie an, dass Sie den Eindruck haben, dem Klienten in diesem Fall leider nicht helfen zu können.
▶ Verweisen Sie auf Selbsthilfegruppen und andere Einrichtungen.

Freilich ist es günstig, sich zu fragen, ob man mehr hätte erreichen können. Es ist Realität, dass wir nicht jederzeit unsere volle Kapazität und Aufmerksamkeit zur Verfügung haben, und unsere blinden Flecken bewirken, dass wir etwas übersehen. Schon deshalb ist eine langjährige Supervision nützlich.

Aber selbst, wenn Sie schlecht beraten haben, können Sie im Schnitt ein guter Berater sein. Wenn Sie schon vorher Zweifel haben, ist ein Misserfolg in der Beratung gut geeignet, Ihre Zweifel zu bestatigen und neu zu begründen. Ein Teufelskreis: Aus Ihrer Unsicherheit leiten Sie Erfolgsdruck her, und dann schließen Sie aus jedem Misserfolg auf noch mehr Unsicherheit. Der perfekte Circulus vitiosus. Das Verharren im Misserfolg erzeugt Unkonzentriertheit und Hektik und damit vielleicht den nächsten Misserfolg und so weiter. Positiv betrachtet: Sie haben hier gegebenenfalls eine treffliche Möglichkeit, die Kognitive Beratung bei sich selbst anzuwenden, indem Sie den Teufelskreis durchbrechen, die überzogenen Kognitionen bearbeiten und sich schrittweise als weniger perfektionistisch zeigen. Sie bauen dann in geduldigen kleinen Schritten eine neue Überzeugung auf, indem sie so handeln, als ob Sie glaubten, nicht allmächtig und nicht perfekt zu sein, nicht perfekt sein zu müssen und nicht als ganze Person an einzelnen Misserfolgen gemessen zu werden.

Impfung gegen das Helfersyndrom
▶ Ich bin nicht für die Gefühle meines Klienten verantwortlich. Ich habe nur sehr begrenzte Möglichkeiten, Hilfestellung zu geben. Ich bin Berater, nicht Magier! Der Klient, dem es sehr schlecht geht, wird durch die Beratung nicht zur Frohnatur. Er kann nur Anregungen erhalten, sich selbst zu helfen. Mehr kann ich nicht leisten, auch wenn ich es gerne würde. ▶

- Wenn ich die Stunde überziehe, ist das für mehrere Seiten nachteilig. Mein Klient lernt nicht, sich in einer absehbaren Zeit auszudrücken, der Nächste muss warten, oder ich werde demotiviert, weil ich zu spät nach Hause komme. Oder er und ich werden beide unkonzentriert. Wenn ich dem Klienten helfen möchte, tue ich sehr gut daran, die Struktur einzuhalten. Dass es dem Klienten schlecht geht, ist kein Kriterium, eine sinnvolle Arbeitsstruktur aufzugeben, der Preis ist zu hoch – für mich und für den Klienten. Dem Klienten wird es auch nach einer weiteren halben Stunde noch schlecht gehen. Und er wird das, was wir besprochen haben, wieder vergessen, weil sich niemand so lange konzentrieren kann. Es ist sinnvoll, die Stunde einzuhalten, und es gibt kein Mitleidsgesetz, das dies verbietet.
- Ich bin ein guter Berater, wenn ich die Stunden strukturiere und damit den Lernprozess und die Beschränkung auf das Wesentliche fördere. Es gehört zu meinen Aufgaben, Dinge zu sagen und durchzusetzen, die dem Klienten kurzfristig nicht gefallen, ihn aber langfristig fördern. Die Trauer des Klienten ist nicht meine Trauer. Und seine Trauer wird nicht geringer, wenn ich auch trauere. Ich bin mitfühlend, aber lasse mich nicht durch Mitleid von sinnvollen Arbeitsstrukturen abbringen. Nur so kann ich langfristig meine Motivation bewahren und dem Klienten Lösungsstrukturen vermitteln.

9.5 Überforderung des Klienten

Der Berater schlägt vor, dass der Klient sich z.B. Adressen von Schuldnerberatungsstellen heraussucht und zum Sozialamt geht, um Fragen der Förderung abzuklären. Der Klient reagiert zunächst mit Ärger und findet immer neue Argumente, warum er das nicht machen kann. Oder er willigt ein (Ja-Ja-Prinzip, stiller Widerstand), aber unternimmt nichts. Der Berater interpretiert dies ausschließlich als dysfunktionalen Widerstand, als Resistenz gegenüber den vermeintlich vernünftigen Lösungen. Ein Beratungskampf beginnt. Die Interpretationen des Beraters oder Therapeuten, dass der Klient nur eine zu geringe Frustrationstoleranz habe, um aktiv zu werden, oder gar faul sei, führt zu immer neuem Widerstand.

Ausweg. Prüfen Sie, ob und wodurch genau der Klient überfordert wurde. Ergebnis dieser Prüfung kann sein, dass der Klient – bezogen auf das obige Beispiel – erstens das Wissen gar nicht hatte (wo im Telefonbuch findet man so etwas?) und zweitens viel zu starke soziale Ängste und Scham verspürte, um persönlich zum Sozialamt zu gehen. Erst die Bearbeitung dieser Punkte führte zu einer guten Compliance, zur überzeugten Mitarbeit.

9.6   Fehlender Abgleich der Ziele

Bei einem anderen Fall schlug der Berater Konfliktlösungsstrategien für den Arbeitsplatz des Klienten vor. Er scheiterte mit all seinen Versuchen, weil er schlicht nicht abgeklärt hatte, ob die Konflikte, unter denen der Klient zwar litt, nicht das geringere Übel waren, da der Klient anstrebte, entlassen zu werden. Ähnliche Interventionen lassen sich ich in Fällen von Partnerschaftsberatungen beobachten, bei denen der Klient die Konflikte als seine Möglichkeit einer Distanzfindung einsetzte und dies für ihn noch alternativlos schien. Sein Konfliktberater unterstellte bei seinen Vorschlägen das Bedürfnis nach Konfliktlösung und erkannte nicht, dass der Klient durch eine Schlichtung eher Nachteile befürchtete.

Klienten erscheint es manchmal also rational, bei ihren Konflikten zu bleiben. Diese Klienten teilen dem Berater zwar das Leiden am Konflikt als ihr Thema mit, der Berater sollte aber auch nach den eigentlichen Zielen der Klienten fragen und nicht von seinen eigenen Zielen in ähnlichen Situationen ausgehen. Bei den genannten Fällen wurde die Beratung unfruchtbar, weil der Berater die Widerständigkeit der Klienten nicht in ihrer Funktionalität, die sie für den Klienten besaßen, erkannte und als reinen irrationalen Widerstand deutete.

9.7   Hemmende Beraterdominanz

Ein anderer Fall in der Supervision zeigte, wie ein Berater sich zügig zum Problem des Klienten hindurchgefragt hatte und rasch zu lösungsorientierten Veränderungsschritten überging. Er hatte die Rechnung ohne den Wirt gemacht.
Klient: „Sie haben ja Recht, aber ich kann hier immer nur Ja oder Nein sagen, das will ich nicht."

Was war geschehen? Der Berater hatte klientenaktivierend gefragt: „Tut es Ihnen gut, sich so klein zu machen?" Der Klient sendete Signale, dass er ihm nicht mehr folgte, die der Berater übersah: „Aber ich kann nicht anders."
Berater: „Können Sie das lernen?"
Klient: „Ja, aber das ist zu mühsam."

Der Berater merkte nicht, dass er ohne Einwilligung arbeitete, und fuhr einen sehr stringenten Kurs fort: „Ist es günstig, sich aufzugeben?"
Klient: „Nein, aber ich kann nicht über meinen Schatten springen."

Der Klient lehnte alle Vorschläge ab, während der Berater umso direkter weiterfragte: „Wie günstig ist es, sich keine Chance zu geben?"

Ausweg. Die beiden verhakten sich bei diesem Pingpong-Spiel. Der Berater hatte den Dialog dominiert, aber auf der Beziehungsebene verloren. Der Ausweg aus diesem Dominanzfehler liegt darin, zunächst Verständnis zu zeigen: „Ich kann sehr gut verstehen, dass es für Sie aussichtslos erscheint." Dann eine Brücke bauen: „Ich möchte Ihnen sehr gern ein Stückchen weiterhelfen." Sodann sollte nicht geschlossen und widerlegend weitergefragt werden, sondern offen: „Mit ist da etwas aufgefallen, darf ich Ihnen hierzu einmal eine Anregung geben?" Wenn der Klient hier verneint hätte, wäre weitere Arbeit an der Beziehung und eine explizite Thematisierung der Missstimmung wichtig, um eine fruchtbare Beziehung aufzubauen. Auch offene Fragen wären an der Stelle hilfreich:

▶ „Was glauben Sie, kann ich tun, um unser Gespräch für Sie förderlicher zu gestalten?"
▶ „Ich glaube, ich war mit meinen Fragen ziemlich heftig. Ist das so?"
▶ „Ich hoffe, ich habe Sie mit meinen Fragen nicht einfach überrannt."
▶ „Möchten Sie mit mir einmal gemeinsam schauen, ob es einen Ausweg für Sie gibt?"
▶ „Glauben Sie, es wäre hilfreich für Sie, wenn ich Ihnen einmal meine Sichtweise sage, so dass Sie schauen können, ob für Sie da etwas dran ist oder ich das nicht richtig sehe?"

Gerade ein Klient, der Probleme mit Dominanz hat und sich abwertet, wenn ein anderer „führt", braucht auch die offene Frage und manchmal mehrfach eine einladende Brücke, um aus dem Gespräch nicht auszusteigen. Natürlich ist es sinnvoll, einem Klienten irgendwann auch mitzuteilen, dass er in dem Gespräch nur weiterkommt, wenn er sich einlässt. Aber das Gespräch wäre verschenkt, wenn der Berater die möglichen Brücken nicht aufbaut und auf seiner Position mit geschlossenen oder halb geschlossenen Fragen verharrt. Ein Dominanzfehler ist dies nach meiner Auffassung immer dann, wenn der Berater sich nicht rück-versichert hat, wie es dem Klienten im Gespräch geht und ob er weiter am Ball bleiben soll – oder ob der Klient noch kein Vertrauen gefasst und keine Ein-willigung zur Vorgehensweise des Beraters gegeben hat. Wenn nicht einmal der Brückenbau versucht wurde und offene Fragen gestellt wurden, ist der Widerstand des Klienten verstärkt statt bearbeitet worden.

9.8   Ärgerreaktionen auf Seiten des Beraters

Wenn der Berater mit seinen Interventionen nicht durchdringt und dabei nicht ge-lassen reagiert, sondern wertend, steigt der Unmut beim Klienten. Der Klient nimmt die Stimmung des Beraters wahr und sieht sich in der Rolle des Nervers. Vielleicht reagiert er im Gegenzug auch mit Ärger und baut einen Widerstand auf. Wenn der Berater Formulierungen verwendet wie: „Sie wollen aber auch nichts von mir annehmen?" oder: „Sie müssen sich schon einlassen!", wertet er implizit das Verhalten des Klienten mit nicht realitätskompatiblen Forderungsgedanken (über-spitzt: „Also verflucht noch mal, Sie müssen doch …!"). Auch wenn der oberfläch-liche Inhalt seiner Aussagen beraterisch förderlich ist, ist seine Intervention durch seinen Ärger und die versteckten Wertungen ungünstig. Deshalb ist es sinnvoll, die Frage „Was löst der Klient bei mir aus?" immer wieder in der Supervision zu besprechen oder selbst zu analysieren, bis (im Idealfall) keine versteckten Botschaften und emotionale Überreaktionen mehr erkennbar sind. An der sprachlichen Oberfläche könnten die Formulierungen danach lauten: „Ich habe den Eindruck, dass Sie mit meinen Vorschlägen so gar nichts anfangen können. Mögen Sie darüber sprechen, woran das liegen mag?" „Ich kann sehr gut nachempfinden, dass das für Sie sehr schwer ist, etwas Neues auszuprobieren. Aber ich weiß leider nur diese Möglichkeiten und würde Ihnen gerne helfen, einiges davon zu versuchen."

Die Fragen von Ausbildungskandidaten lauten bei diesem Thema oft: „Darf man sich denn nicht ärgern?" „Wollen Sie sagen, Sie würden sich nie ärgern?" Beide Fragen sind zu verneinen, aber sie sind hier auch nicht das Thema. Es geht hier nicht um die Frage, wie ein Berater reagiert oder ob es erlaubt ist, sich ungünstig zu verhalten, sondern um die Frage, was eine günstige Reaktion ist, um Widerstand zu vermeiden.

Orientierungen für Berater bei eigenen Ärgerreaktionen

▶ Schauen Sie einmal, welches Ziel wir anstreben, obwohl es erlaubt ist, auch schlecht zu beraten, und obwohl Sie Ihre Ziele nicht immer erreichen.

▶ Was halten Sie von einem Bogenschützen, der seinem Meister im Training sagt: „Ich soll meine Haltung verbessern? Wollen Sie mir sagen, dass Sie nie daneben treffen? Und wo steht überhaupt, dass ich immer treffen muss?"

9.9 Fehlende Zäsuren durch mangelnde Abgrenzung des Beraters

„Der Klient findet einfach kein Ende!" Beratung ist ein zeitlich begrenztes Unterfangen. Konzentration und verfügbare Zeit sind im professionellen Setting immer begrenzt. Immer? In der Supervision ist oft die Beraterklage zu vernehmen, der Klient fände nie ein Ende. Wie aber soll ein Klient das erreichen, wenn sein Berater das auch nicht vollbringt. Der Lernprozess in der Beratung beinhaltet sinnvollerweise auch, mit der Zeit haushalten zu lernen – das gilt für beide Seiten. Aber die Gesprächsleitung obliegt in unserem Konzept dem Berater. Folglich hat er Strukturhilfe zu geben und dabei das Ende der Sitzung im Auge zu behalten. Häufig hindern ungünstige Beraterleitsätze, die Stundenplanung und -beendigung durchzusetzen.

Anwendungsbeispiel aus der Supervision

Ein Berater ist immer mit seiner ganzen Person anwesend. In ihm werden mitunter durch sehr persönliche Aspekte einer Klientenbeziehung unerfüllbare Anforderungen an seine Beratungsleistung ausgelöst. Die Anwendung des klientenaktivierenden Frageprinzips wird hier auf den Berater angewendet und fördert die Selbstreflexion sowie eine Bewusstwerdung und Umstrukturierung überzogener Beraterkognitionen.

Supervisor: „Was hat dich daran gehindert, den Klienten zu unterbrechen und das Sitzungsende rechtzeitig einzuläuten?"

Berater: „Ich hatte da Hemmungen."

Supervisor: „Weil?"

Berater: „Weil es dem Klienten so schlecht ging."

Supervisor: „Du meinst, es ist nur sinnvoll die Stunde zu beenden, wenn es dem Klienten gut geht?"

Berater: „Nee, nee, aber ich hatte Mitleid."

Supervisor: „Okay, dann musst du bis halb 11 dasitzen, oder?"

Berater: „Ja, und da hab ich Horror vor."

Supervisor: „Kann man auch Mitleid haben und dennoch Stopp sagen?"

Berater: „Ja, klar."

Supervisor: „Aber dich hinderte was?"

Berater: „Ich dachte, das kannst du doch nicht machen."

Supervisor: „Weil?"

Berater: „Weil es dem so mies geht."

Supervisor: „Du meinst, wenn es dem Klienten mies geht, muss die Stunde länger werden?"

Berater: „Ja, das hab ich zumindest da gedacht."

Supervisor: „Steigere dich hinein in diese Gedanken, stell dir die Situation und dein Gefühl dabei deutlich vor, und sag mir, wenn du so weit bist!"

Berater: „Okay."

Supervisor: „Vervollständige jetzt meinen Satz: Ich darf doch jetzt nicht die Stunde abbrechen, sonst … "

Berater: „Sonst bin ich verantwortlich."

Supervisor: „Wofür?"

Berater: „Dass es ihm noch schlechter geht."

Supervisor: „Und dann, wenn du so was Schweinisches machst, bist du … ? Wie betrachtest du dich dann?"

Berater: „Als Schwein. Ja, ich glaub als mieser Berater und Schwein."

Auswertung. In diesem Beispiel leidet der Supervisand unter mangelnder Abgrenzung, er setzt kein Stopp-Signal und fühlt sich gehemmt. Der Supervisor arbeitet ohne dies zu bewerten die dem Supervisanden nicht bewussten kognitiven Beweggründe seines Verhaltens heraus, indem er so lange weiter fragt, was der Supervisand befürchtet hatte, bis die beratungshemmenden Leitsätze deutlich werden. Nur was erkannt wird, ist auch veränderbar. Der Supervisand hatte sein Selbstwertempfinden bzw. seinen Wert als Berater daran festgemacht, dass er die Verantwortung für die Gefühle des Klienten trage und nicht die Stunde abbrechen dürfe, wenn es dem Klienten nicht gut geht. In diesem Supervisionsausschnitt gelingt es dem Supervisanden, seine ihn hemmende negative Selbstbewertung herauszuarbeiten und sie danach selbst in Frage zu stellen. Er gelangte später darüber zu einer kritischen Reflexion, wie weit seine Verantwortung sinnvollerweise gehen kann und wo sie notwendigerweise endet. Er reflektierte weiter über seinen „eigenen Anteil" an der Verstrickung, über nicht bewusste Kognitionen und Gefühle, die dieser Klient bei ihm ausgelöst hatte, und stieß auf einige Gemeinsamkeiten zwischen ihm und den Klienten, die sein Helfersyndrom aktiviert hatten.

9.10 Beratungshemmende Leitsätze oder das Helfen-können-müssen-Syndrom

---

Beratungshemmnisse auf einen Blick
▶ Der Berater ist verantwortlich für das Wohlergehen des Klienten.
▶ Der Berater darf jemanden nicht unterbrechen, wenn es demjenigen schlecht geht.
▶ Der Berater ist schlecht in seinem Job und ein Schwein, wenn er es trotzdem macht.

Glauben auch Sie irgendetwas davon? Nein, nicht jetzt, sondern in solchen Situationen, in denen Sie ohne einen strukturierenden Eingriff nicht helfen können?

Training gegen Beratungshemmer
Erforschen Sie sich. Stellen Sie sich eine solche Situation vor, und fühlen Sie in sich hinein. Dann spüren Sie sich vom Gefühl an die verborgenen Gedanken heran, und schreiben Sie sie zensurlos auf! Anschließend bearbeiten Sie diese Gedanken, und widerlegen Sie sie. Nehmen Sie sich Zeit dafür. Erstellen Sie sich ein neues inneres Konzept für diese Situation und einen neuen Verhaltensplan.

Überzogene Leitsätze. Noch gravierender können überzogene Leitsätze sein, wenn ein Klient suizidal ist. Einige Berater übernehmen innerlich die Verantwortung für das Leben des Klienten. Tatsächlich ist ihr Einfluss aber auch hier begrenzt. Der akut suizidale Klient befindet sich in einer Ausnahmesituation, auf die der Berater durch ein hohes Maß an Empathie und Motivationsaufbau reagieren kann, ohne jedoch letztlich in der Hand zu haben, was der Klient macht. Sinnvoll ist Wissen darüber, welche Möglichkeiten er in seiner Umgebung hat, dem Klienten Anlaufstellen zu nennen. Weiterhin sollte ein Berater wissen, was bei diesen Anlaufstellen geschieht. Bei akuter Suizidalität kann der psychiatrische Notdienst verständigt werden, der allerdings nur dann mit einer Einweisung aktiv wird, wenn der Klient seine Gefährdung bestätigt. Der ärztliche Mitarbeiter kann gegen den Willen des Klienten nur dann eine Einweisung vornehmen, wenn er hinreichende Gründe hat, eine Gefährdung des Klienten oder Dritter anzunehmen. Sonst macht er sich strafbar. Häufig reisen solche ärztlichen Dienste unverrichteter Dinge wieder ab, weil der Klient seine Freitodabsicht widerruft.

Dilemma durch Gesetzeslage. Durch die strenge Gesetzeslage, die die Freiheit des Einzelnen als hohes zu schützendes Gut ansieht, befinden sich die Helfer oft in einem Dilemma. Allerdings bleibt auch hier unausweichlich, dass ein Berater letztlich keine Macht über das Tun des Klienten besitzt. Mehr als in der akuten erkennbaren Krise Hilfe anzubieten oder den Notdienst zu alarmieren, ist kaum machbar. Als präventive Maßnahme können dem Klienten Telefonnummern von Notdiensten oder rund um die Uhr besetzten Stellen gegeben werden. Außerdem kann in der Beratung angegangen werden, die Motivation aufzubauen, sich bei Psychiatern, Neurologen oder Psychiatrien rechtzeitig Hilfe zu holen. In den häufigeren Fällen geht es bei Selbstvorwürfen der Berater nicht um Leben und Tod, sondern um ein Helfersyndrom (s.a. Schmidtbauer, 1997), eine unrealistische Einschätzung der beraterischen Reichweite und die irrationale Überzeugung, helfen zu *müssen*.

Beratergift

„Du musst deinem Klienten (*sofort* und sichtbar) helfen können!" Diese Drohung scheinen viele Berater anonym erhalten zu haben, und immer scheint unklar zu bleiben, wer der Adressat ist. Oder hat uns jemand diesen Satz unter Hypnose eingeflößt und befohlen, sie zu vergessen und unbewusst wirken zu lassen? Vielleicht haben wir das auch als versteckte Botschaft all den Büchern zwischen den Zeilen entnommen, in denen die Beratungszauberer immer nur durchschlagende Erfolge haben und mit den kleinsten Interventionen die größten Veränderungen erwirken. Manchmal ist das Helfen-müssen-Syndrom ein abgeleiteter Spezialfall aus Sätzen wie: Ich muss Erfolg haben! Ich bin ein Versager, wenn ich versage! Ich darf nicht untätig sein! Ich muss hilfreich sein! Ich kann es nicht ertragen, wenn ein anderer leidet! Ich halte es nicht aus, kritisiert zu werden! Ich kann auf keinen Fall mit leeren Händen dastehen! Ich muss ein positives Feed-back bekommen!

> **Hilfe bei Aktionismus und Kompetenzzweifeln**
> ▶ Sie müssen gar nichts.
> ▶ Manchen Klienten können Sie nicht helfen.
> ▶ Manche Fortschritte dauern lange, bis sie sichtbar werden oder bleiben für den Berater unsichtbar.

9.11 Umgang mit unlösbaren Problemen

Standortbestimmung zwischen Problem und Lösung. Verhaltenstherapie und Kognitive Verhaltenstherapie waren immer „lösungsorientiert". Der von Kanfer et al. (1991, S. 414 ff.) formulierte Ansatz der Selbstmanagementtherapie beinhaltet die Elemente lösungsorientiert denken, in kleinen Schritten denken und zukunftsorientiert denken. Systemische Ansätze, wie z.B. die Kurzzeittherapie von Steve de Shazer (1989), weisen die Beschäftigung mit Problemen radikal zurück.

Stattdessen solle die Lösung im Vordergrund stehen. Dieser Ansatz ist einflussreich, erntet in seiner extremen Form aber auch Kritik. So merkt z.B. Schmidt (2000) dazu an, dass ein Einsteigen ins Problem dazu dienen kann, Rapport aufzubauen und einen Gegensatz zwischen Problemmuster und Lösungsmuster aufzubauen. Dieses Kontrastieren sieht er als wesentliche Hilfe, um lösungsorientierte Arbeit einleiten zu können. Das Eingehen auf die Probleme sei demnach ein Pacing, von dem aus erst weitere Schritte machbar werden.

KVT-Standort. Die Kognitive Verhaltenstherapie wird häufig als problem- *und* lösungsorientiert definiert und vereint damit ebenfalls beide Aspekte, das Anknüpfen an die Probleme sowie das Verlassen der Problemebene in Richtung auf die neu gesetzten Ziele. Ich möchte diesen Zwiespalt zwischen Lösungs- versus Problemzentrierung unter einem etwas anderen Blickwinkel angehen: dem Eliminieren unlösbarer Probleme aus der Beratung. Solche unlösbaren Probleme werden vom Klienten oft als Widerspruch in sich vorgetragen. Typische Beispiele:

- „Wie kann ich mich trennen, ohne meinen Partner zu verletzen?"
- „Wie kann ich meine Interessen durchsetzen, ohne von den anderen kritisiert zu werden?"
- „Wie kann ich meine Freiheit in der Beziehung erhalten?"
- „Wie kann ich ohne Angst machen, was für mich riskant ist?"
- „Wie kann ich meine Resignation loswerden, ohne mich anzustrengen?"
- „Wie kann ich meinen Chef dazu bringen, mich anders zu behandeln, ohne das Risiko einzugehen, dass er genervt ist?"

Unlösbare Probleme. Die wahrscheinlichste Antwort auf diese Fragen ist: gar nicht. Denn es handelt sich um Gegensätze, die aller Erfahrung nach bestenfalls mit einem Jahrtausendglück machbar sind, im Normalfall bleiben sie unlösbar. Die Beschäftigung mit unlösbaren Problemen ist aber unfruchtbar, weil dadurch Energien gebunden werden, die besser für lösbare Probleme aufgewendet werden können. Lösbar wäre an diesen Beispielen, die unangenehmen Dinge als lästig, aber nicht als schlimm betrachten zu lernen. Wer in solchen Denkstrukturen befangen ist, verwendet oft seine Kräfte darauf, einen Weg zu suchen, den es nicht gibt. In der Beratung können Weichenstellungen angeregt werden, künftig das Unangenehme in Kauf zu nehmen, um damit langfristig angenehmer zu leben und die Kraft auf Machbares zu konzentrieren. Eine extreme Interventionstechnik, die nicht am Anfang einer Beratung stehen sollte und nur bei gutem Rapport angebracht ist, lautet: „Lassen Sie uns nur noch über lösbare Probleme sprechen!" „Welchen Sinn macht es, sich über unlösbare Probleme zu unterhalten?" Ziel der Beratung ist es, die Frustrationstoleranz zu erhöhen, befürchtete Konsequenzen realistisch einschätzen zu lernen und problemstabilisierendes Vermeidungsverhalten aufheben zu lernen.

Balance halten. Berater können, wenn sie unlösbare Probleme bzw. unlösbar formulierte Probleme geschildert bekommen, sokratisch fragend oder direktiv reagieren. Zwischen beiden Interventionen ist eine Balance günstig, da zu viele direktive Interventionen ebenso brüskierend wirken können wie permanent sokratische. Wenn Berater gar dazu übergehen, eine klientenaktivierende Suche nach individuellen Antworten auf persönliche Fragen durch die Kunst, Recht zu behalten (Schopenhauer, 1985, S. 18) zu ersetzen, wird das sokratische Prinzip ad absurdum geführt.

Kognitive Umstrukturierung von Problemfixierungen

Nachdenken statt Lösen. Äußert der Klient unlösbare Probleme, bei denen die nicht erzielbare Veränderung anderer die Lösung wäre oder überhaupt keine Lösung möglich ist, können dialektische Fragen zum Nachdenken anregen und die Präsentation des Problems in Frage stellen, z.B.: „Was glauben Sie, können wir hier tun, damit Ihr Chef (bzw. XYZ) sich ändert?" Dadurch wird der beraterische Auftrag verworfen, wenn der Klient zuvor meinte, „Mein Problem ist, dass X immer Y macht", die Wahrscheinlichkeit aber gering ist, dass daran etwas zu verändern ist. Ein neuer beraterischer Auftrag wird mit der anknüpfenden Frage herausgeschält: „Wenn wir daran also nichts ändern können, was können Sie dann hier lernen?" Die folgende Klientenantwort ist hier sehr wahrscheinlich: „Damit besser umzugehen und das besser zu verarbeiten." Bei einer anderen Variante antwortet der Klient: „Das weiß ich dann auch nicht." Hier kann der Berater fortfahren, indem er einen Vorschlag macht, bei dem das subjektive Problem des Klienten in den Mittelpunkt gerückt wird: „Sie haben eben herausgefunden, dass an der Tatsache, dass Ihr Chef/Ihr Partner usw. immer das und das macht, vermutlich nichts ändern können. Ihr Problem ist aber, dass Sie sich sehr aufregen (bzw. ängstigen, grämen, schämen usw.), wenn das geschieht. Möchten Sie mit mir darüber sprechen, wie Sie anders reagieren lernen können?"

Falls dies verneint wird, gibt es wieder zwei Strategien: Zum einen können Sie erfragen, wobei ihm genau geholfen werden kann, zum anderen können Sie die Verneinung anzweifeln: „Das habe ich noch nicht ganz verstanden. Sie sagen, Sie leiden darunter, dass Sie so und so reagieren. Aus welchem Grund möchten Sie das nicht verändern lernen?" Zwei Antworten sind denkbar: Der Klient hält seine Reaktion für angemessen und „berechtigt", oder er sieht keine Möglichkeit der Selbstveränderung. Und eben diese Möglichkeit kann der Berater ihm nun eröffnen. Bei der Antwort: „Meine Reaktion ist berechtigt" kann der Berater wiederum fragen: „Meine Frage ist mehr, ob Ihre Reaktion hilfreich für Sie ist oder durch all den inneren Aufruhr eher schadet." Daran kann wieder mit der Frage angeknüpft werden, warum der Klient an diesem Punkt keine Veränderung möchte, um seinen Horizont dahingehend zu erweitern, dass alternative Reaktionen erreichbar sind.

> ### Beraterleitsätze zur Lösungsorientierung
> ▶ Probleme sind lösbar – aber nicht immer in dem Sinne, dass Sie abgeschafft werden können.
> ▶ Die Minimallösung lautet: Akzeptieren, was ist.

Verhaltensalternativen erfragen

Alternativen statt unlösbarer Probleme. Die vielleicht einfachste aktivierende Frage zum Aufspüren einer neuen Verhaltensperspektive lautet: „Was können Sie tun, um künftig XYZ besser zu bewältigen (bzw. XYZ zu vermeiden)?" Diese Frage ist universell einsetzbar, wenn in der Beratung über unangemessene Reaktionen und Verhaltensweisen gesprochen wird. Der Klient beginnt daraufhin aktiv zu werden und selbst Lösungen zu erwägen. Er wird nicht durch Beratschlagung passiv gehalten, und manch ein Widerstand gegen die Vorschläge eines Beraters wird vermieden. Experimentieren Sie mit dieser Zukunftsfrage bei Ihren eigenen Problemen, damit Sie Erfahrungen damit sammeln und überzeugender fragen können. Eine weitere Frage für Selbsterfahrung und Beratungssituationen, in denen es um Alternativverhalten geht, lautet: „Welche anderen Möglichkeiten gibt es?"

Fragen zur Realitätsakzeptanz

Realitätsblick statt unlösbare Probleme. Mangelnde Realitätsakzeptanz ist in vielen Variationen immer wieder Teil der Probleme in der Beratung. Oft geht diese Haltung mit einer eher klagenden Haltung einher, aus der heraus die Probleme nicht angepackt werden. Häufig wird an die Stelle einer aktiven Problembewältigung das Lamentieren über die Ungerechtigkeit des Schicksals geübt. Manchmal stellt der Klient die resignationssteigernde Frage: „Warum ich?" Hieraus leiten sich konstruktive und realitätsgerechte Fragen ab, die zu einer lösungsorientierten Einsicht führen können: „Warum ausgerechnet ich nicht?" „Was macht mich zu etwas so Besonderem, dass mir das, was allen widerfahren kann, nicht geschehen sollte?" Danach kommt die erste Frage wieder zum Einsatz: „Was kann ich jetzt und künftig tun?" „Und was davon noch heute?"

Fragen gegen Selbstverteufelung

Die Selbstverteufelung ist eine weitere Möglichkeit, ein Problem unlösbar zu machen. Denn wer völlig unfähig ist, kann seine Probleme nicht lösen. Wer sich zudem auferlegt, makellos handeln zu müssen, hat sich zur Maxime gemacht, die anderen an Perfektheit übertreffen zu müssen. An diesen Übertrefferzwang knüpft die Frage an:

▶ „Warum sollte gerade ich mich perfekter verhalten als die anderen. Warum sollte gerade ich keine Fehler machen?"

▶ „Wobei hilft mir die Selbstverurteilung?" „Wenn ich bisher Fehler gemacht habe trotz Selbstverurteilung, wie komme ich darauf, dass verurteilendes und abwertendes Denken mir hilft?"

▶ „Ist es für mich hilfreich, mir aufzuerlegen, dass ich Dinge können müsste, die ich nicht kann?"

▶ „Wie lernt man besser: unter dem Druck, um sein Selbstwertgefühl zu kämpfen, oder durch die Motivation, Fortschritte machen zu wollen?"

▶ „Wenn ich mir zugestehe, Dinge nicht perfekt zu machen, gibt es dann Alternativen zu meinem Verhalten, die ich schrittweise lernen kann?"

9.12   Checkliste zur Selbstreflexion von Beratungen

Selbstreflexion nach der Beratung. Sie können Beratungen mit demselben oder mit verschiedenen Klienten auswerten und vergleichen. Dadurch erfolgt die Reflexion über Veränderungen im Verlaufe mehrerer Beratungen oder darüber, was bestimmte Kliententypen beim Berater auslösen.

Die Checkliste eignet sich sowohl für Supervisionen und Intervisionen zur Vorbereitung als auch für die Selbstreflexion nach einer Beratung. Sie erklärt sich weitgehend aus sich heraus. Dennoch einige Hinweise: Reflektieren Sie die einzelnen Punkte zeitnah zur Beratung. Verwenden Sie die Liste nicht, um Wunschvorstellungen festzuhalten, sondern zweifeln Sie einmal an Ihrem Vorgehen, um nach eingehender Prüfung ein Mehr an Sicherheit in Ihren Interventionen zu erlangen. Besonders, wenn Sie mit Ihrer Beratung unzufrieden waren, führt diese Liste durch viele Ebenen, auf denen die Ursache liegen kann. Wenn Sie keine Supervision in Anspruch nehmen können, kann ein Kollege hilfreich sein, mit dem Sie Ihre beantwortete Liste besprechen.

1. Beziehungsqualität/ Rapport	
2. Leitthema/Hauptthemen der Stunde	
3. Einschätzung der Gesprächsstrukturierung	
4. Beratungsergebnisse	
5. Gefühle des Beraters	
6. Feed-back des Klienten	
7. Fragen an die Supervision	
8. Unsicherheiten des Beraters	
9. Gruppenempfehlungen für den Klienten	
10. Was ich in künftigen Sitzungen anders mache	

Gebrauchsanleitung für die Checkliste

Einige weiter gehende Anregungen für die Ausgestaltung der einzelnen Sektionen der Checkliste:

(1) Wie schätze ich die Übereinkunft/Nichtübereinkunft zwischen mir und dem Klienten ein? Gab es beim Klienten oder bei mir Widerstand? Spürte ich Sympathie oder Aversionen? Äußerte sich der Klient zur Beziehung? Ist es mir gelungen, einen Rapport aufzubauen? Was spricht dafür, was dagegen? War die Beziehung Belastungen ausgesetzt? Habe ich das mir Mögliche getan, um eine einladende Haltung zu zeigen? Hat der Klient etwas in mir ausgelöst, das ich reflektieren möchte?

(2) Was war Beratungsthema? Wechselte das Thema? Kann ich in klaren Worten ausdrücken, worum es dem Klienten ging?

(3) Ist es mir gelungen, das Gespräch zu gliedern? Habe ich mich ablenken lassen? Habe ich resigniert? Bin ich ausgestiegen? Habe ich Einstiege in Interventionen verpasst? Konnte ich meine Beratungstechniken anwenden? Falls nicht: Was waren die Gründe?

(4) Welche Wirkungen hatte die Beratung? Was nimmt der Klient aus der Sitzung mit? Was verändert er bzw. hat er seit der letzten Sitzung verändert?

(5) Welche Gefühle hatte ich während der Beratung? Durch welche Wahrnehmungsinhalte, Interpretationen, Vorurteile, Urteile usw. wurden die Gefühle ausgelöst? (Ziel: Überprüfung der Beraterreaktion auf Angemessenheit, Überzogenheit, eigene Probleme.)

(6) Wie hat der Klient reagiert? Was hat er über die Beratung gesagt? Findet der Berater sich in seinen Absichten in der Beratung bestätigt oder missverstanden? Habe ich mich durch Fragen vergewissert, wie der Klient sich in der Beratung gefühlt hat und was er über die Beratung denkt?

(7) Wenn jetzt Supervision wäre, würde ich fragen: …? In einer anonymen Online-Supervision würde ich fragen: …? Wenn ich Supervisor wäre, würde ich fragen: …?

(8) Was hat mich in der Sitzung überrascht? Was lerne ich daraus? Wann und worüber war ich mir unsicher? Wie kann ich die Unsicherheit überwinden?

(9) Konnte ich dem Klienten Selbsthilfegruppen, andere Ansprechpartner usw. nennen? Bin ich zufrieden damit, oder könnte ich mein Wissen oder meine Kartei nachbessern?

(10) Was genau möchte ich beim nächsten Mal auf welche Weise anders machen?

10 Ausklang

Dieses Buch hat Ihnen einiges abverlangt. Sie haben Grundprinzipien kennen gelernt und Einblicke in die Anwendung Kognitiver Beratung auch in speziellen Fällen erhalten. Immer wieder sind Sie mit Übungsaufgaben konfrontiert worden, bei denen Sie Ihr Vorgehen kritisch überprüfen und ein rundes Beratungskonzept aufbauen konnten. Ein Training unter beständiger Supervision über Jahre ist unerlässlich, wenn Sie gerade neu eingestiegen sind. Eine Einbeziehung der Methoden Kognitiver Beratung und Kurztherapie in Ihre schon erfahrenere Praxis sollte mit unseren Übungen möglich sein.

Zum Ausklang unserer recht modernen Vorgehensweisen eine alte, aus buddhistischer Tradition stammende Geschichte mit zusammenfassenden kognitiv-verhaltenstherapeutischen Anmerkungen:

Ein Hase schläft unter einem Baum. Er erwacht durch einen lauten Knall *(Situation A)*. Er erschrickt *(physiologische Reaktion C)*, nimmt dies als Bedrohung wahr *(Bewertung B)* springt panisch auf *(Gefühls- und Verhaltenskonsequenzen C)* und rennt davon *(erweiterte Konsequenz: Aufbau von Vermeidungsverhalten)*. Der Hase steigert sich in seine Befürchtungen hinein *(Bedeutungsgebung B)*. Er schaut aus Angst nicht mehr nach hinten *(Aufrechterhaltung des Vermeidungsverhaltens C)*, und die anderen Tiere fragen ihn, was los sei. „Die Welt geht unter!" antwortet er atemlos und rennt weiter. Andere Tiere lassen sich mitreißen und laufen ebenfalls vor lauter Angst mit *(stellvertretendes Lernen unrealistischer Befürchtungen B mit Angstreaktion C)*. Der Hase sieht sich dadurch noch bestätigt *(aufrechterhaltende Bedingung für B und C durch systemische externe Verstärkung)*. Schließlich ist der ganze Wald in Panik, und alles rennt in Todesangst *(kollektiv generalisierte Befürchtung B)*. Am Ende des Waldes steht eine alte Frau und fragt die Tiere, was denn los sei *(Erfragen der Situation A/Stimulusdiskrimination)*. Sie erhält immer wieder die Antwort: „Die Welt geht unter, entsetzlich!" *(Generalisierte Befürchtung B)* Jedes Tier, das sie nach genaueren Angaben fragt, beruft sich auf ein anderes Tier: „Die Welt geht unter, die Rehe haben es gesagt." „Entsetzliches Unheil, die Wildschweine haben es gesehen." Sie fragt in Ruhe weiter: „Woher wisst Ihr das?" *(Überprüfung der Bs, hier Überprüfung der Wahrnehmung)* Endlich findet sie den Hasen, von dem die unheilvolle Kunde zu stammen scheint. Auch ihn fragt sie: „Woher weißt du das?" Der wiederum beschreibt einen für ihn entsetzlich bedrohlichen Knall *(Vermischung von Situation A und Befürchtungen B)*. Nach einigem Zureden *(Motivationsarbeit)* willigt der Hase ein, gemeinsam mit der Alten zu gucken *(Arbeitsauftrag)*, was das für ein Knall war *(Realitätsprüfung in vivo)* und sich dem sagenhaften Ereignis zu nähern *(Exposition in vivo)*. Der Hase beginnt, sich innerlich darauf einzustellen, seine Befürchtungen abzumildern und sich gut zuzureden *(Aufbau neuer Bs in Form einer Selbstinstruktion als Coping-Strategie)*, und die weise Frau geht völlig gelassen *(Mastery-Model)* vor, während andere Tiere sich noch unsicher überwinden *(Coping-Model)*. Manche überlegen, dass sie schon ganz andere Dinge geschafft haben *(Aktivierung von Ressourcen)*. Einige meinen, wenn wir jetzt kneifen, behalten wir unsere Angst *(Aufbau einer problemlösenden Betrachtungsweise B/funktionales Health-Belief-Modell)*. Schließlich bestärken sie sich gegenseitig *(systemische Verstärkung/Selbsthilfeaspekt)*, akzeptieren ihre Angst *(Problem 2. Ordnung)* und nähern sich langsam *(systematische Desensibilisierung)* dem geheimnisvollen Ort. Um ihre Angst zu überwinden malen sie sich in ihrer Phantasie aus, was sie wohl dort finden würden *(Desensibilisierung in sensu/Bearbeitung der Bs)*. Schließlich erreichen sie den Baum, unter dem der Hase geschlafen hatte, und überwinden sich, der vollen Wahrheit ins Auge zu schauen und ihre Befürchtungen dabei abzubauen *(Flooding)*. Eine Mango war vom Baum gefallen und neben dem Hasen aufgeschlagen! Der Hase erkannte, dass er einem schweren Irrtum aufgesessen war *(kognitive Umstrukturierung)*, und seine Angst ebbte rasch ab *(Widerlegung der alten Gefahren Bs und Extinktion der Angstreaktion)*. Er gab sich Mühe, sich nicht dafür zu schämen *(Arbeit am Problem 2. Ordnung)*.

Literatur

Adler, A. (1933/2002). Der Sinn des Lebens. Frankfurt/M.: Fischer.

APA (1995). DSM-IV. Diagnostic and statistical manual of mental disorders. Washington, D.C.: American Psychiatric Association.

Bamberger, G.G. (2001). Lösungsorientierte Beratung. Weinheim: Beltz PVU.

Bandler, R. & Grinder, J. (1994). Metasprache und Psychotherapie. Die Struktur der Magie I. Paderborn: Junfermann.

Bandura, A. (1979). Sozial-kognitive Lerntheorie. Stuttgart: Klett-Cotta.

Bateson, G. (1981). Ökologie des Geistes. Frankfurt/M.: Suhrkamp.

Beck, A. & Emery, G. (1981). Kognitive Verhaltenstherapie bei Angst und Phobien. Tübingen: DGVT-Verlag.

Beck, A.T., Rush, A.J., Shaw, B.F. & Emery, G. (2001). Kognitive Therapie der Depressionen. Weinheim: Beltz Taschenbuch.

Beck, Ch.J. (1998). Zen im Alltag. München: Knaur.

Bourland, D.D. (1966). A linguistic note: writing in E-prime. General Semantics Bulletin, 1965–66, 32–33, 111–114.

Broda, M. & Senf, W. (Hrsg.). (2000). Praxis der Psychotherapie. Stuttgart: Thieme.

Chu, Chin-Ning (2000). Gelassen zum Glück: Die innere Harmonie für mehr Erfolg und Zufriedenheit nutzen. Landsberg am Lech: MVG.

Coelho, P. (2002). Der Alchimist. Zürich: Diogenes.

De Shazer, S. (1989). Die Kurzzeittherapie. Wege der erfolgreichen Kurzzeittherapie. Stuttgart: Klett.

Dilling, H. , Mombur, W. & Schmidt, M.H. (Hrsg.). (1993). Internationale Klassifikation psychischer Störungen. ICD-10 Kapitel V (F). Bern u.a.: Verlag Hans Huber.

Ellis, A. (1958a). Rational psychotherapy. Journal of General Psychology, 1958, 50, 35–49.

Ellis, A. (1958b). Sex without guilt. New York: Lyle Stuart Press.

Ellis, A. (1962). Reason and emotion in psychotherapy. New York: Lyle Stuart Press.

Ellis, A. (1968). Lieben – ohne Schuldgefühl. München: Lichtenberg.

Ellis, A. (1990). Training der Gefühle. München: MVG.

Ellis, A. (1993). Die rational-emotive Therapie. Das innere Selbstgespräch bei seelischen Problemen und seine Veränderung. München: Pfeiffer.

Ellis, A. (1994). Die revidierte ABC-Theorie der rational-emotiven Therapie. Teil I. ZREKVT (Zeitschrift für Rational-Emotive & Kognitive Verhaltenstherapie) 5 (1).

Ellis, A. (1996). Die revidierte ABC-Theorie der rational-emotiven Therapie. Teil II. ZREKVT (Zeitschrift für Rational-Emotive & Kognitive Verhaltenstherapie) 7 (1).

Ellis, A. (1997). Grundlagen und Methoden der Rational-Emotiven Verhaltenstherapie. München: J. Pfeiffer.

Ellis, A. & Abrams, M. (1994). How to cope with a fatal illness. New York: Barricade Books.

Ellis, A. & Blau, S. (Hrsg.). (1998). The Albert Ellis reader. A guide to well-being using rational emotive behavior therapy. New Jersey: Citadel Press.

Ellis, A. & Grieger, R. (Hrsg.). (1979). Praxis der rational-emotiven Therapie. München: Urban & Schwarzenberg.

Ellis, A. & Hoellen, B. (1997). Die Rational-Emotive Verhaltenstherapie – Reflexionen und Neubestimmungen. München: J. Pfeiffer.

Ellis, A. & Knaus, W. J. (1977). Overcoming procastination. New York: Signet.

Epiktet (1995). Wege zum glücklichen Handeln. Frankfurt/M.: Insel Verlag.

Freeman, A. & DeWolf, R. (1997). Die 10 dümmsten Fehler kluger Leute. München: Piper.

Görlitz, G. (1998). Körper und Gefühl in der Psychotherapie – Aufbauübungen. München: Pfeiffer.

Grawe, K. (1998). Psychologische Therapie. Göttingen: Hogrefe.

Grawe, K. (2003). Ätiologische Therapie psychischer Störungen. Eine neuropsychotherapeutische Sicht. (Vortragstext, gehalten Mai 2003, Hamburg.)

Grawe, K., Donati, R. & Bernauer, R. (1994). Psychotherapie im Wandel. Göttingen: Hogrefe.

Hand, I. (2000). Expositionsbehandlung. In M. Hautzinger & M. Linden (Hrsg.), Verhaltenstherapiemanual (S. 164–174). Berlin/Heidelberg: Springer.

Hautzinger, M. (2000). Kognitive Verhaltenstherapie bei Depressionen. Behandlungsanleitungen und Materialien. Weinheim: Beltz PVU.

Hautzinger, M. & Linden, M. (Hrsg.). (2000). Verhaltenstherapiemanual. Berlin/Heidelberg: Springer.

Horney, K. (1972). Collected writings. New York: Norton.

Huang, A. (1994). Lebensschwung durch T'ai chi. Bern: Barth.

Jacobson, E. (1948). You must relax. New York/Toronto: Whittlesey House, McGrawhill.

Kanfer, F.H., Phillips, J.S. (1970). Learning foundations of behavior therapy. New York u.a.: John Wiley & Sons.

Kanfer, F.H. & Reinecker, H. & Schmelzer, D. (1991). Selbstmanagementtherapie. Ein Lehrbuch für die klinische Praxis. Berlin/Heidelberg: Springer.

Klinkenberg, N. (2000). Körpertherapeutische Ansätze. Verhaltenstherapeutische Perspektive. In M. Broda & W. Senf (Hrsg.), Praxis der Psychotherapie (S. 272–277). Stuttgart: Thieme.

Korzybski, A. (1933). Science and sanity. Lancaster: Lancaster Press.

Lazarus, A. (1978). Multimodale Verhaltenstherapie. Frankfurt/M.: Fachbuchhandlung für Psychologie.

Lazarus, A. (1980). Innenbilder. München: Pfeiffer.

Mainländer, Ph. (2003). Philosophie der Erlösung und andere Schriften. Warendorf: Manuscriptum Verlagsbuchhandlung.

Maultsby, M.C. (1974). More personal happyness through rational self-counseling. Lexington: University of Kentucky Medical School.

Meichenbaum, D. (1995). Kognitive Verhaltensmodifikation. Weinheim: Beltz PVU.

Merkle, R. (1995). Nie mehr deprimiert. München: MVG.

Muran, J.C. (1991). A reformulation of the ABC model in cognitive psychotherapies: Implications for assessment and treatment. Clinical Psychology Review, 11, 399–418.

Popper, K.R. (1972). Objektive knowledge. London: Oxford.

Reinecker, H. (Hrsg.). (1990). Lehrbuch der klinischen Psychologie. Göttingen: Hogrefe.

Rogers, C.R. (1973). Entwicklung der Persönlichkeit. Stuttgart: Klett-Cotta.

Saint-Exupéry, A. de. (1999). Der Kleine Prinz. Düsseldorf: Karl Rauch Verlag.

Schmidt, G. (2000). Selbsthypnose und Selbstmanagement. Aufzeichnung eines Workshops. Dortmund: Video-Cooperative Ruhr.

Schmidtbauer, W. (1997). Helfersyndrom und Burnout. München: Urban & Schwarzenberg.

Scholz, W.-U. (1999). Embodiment in Rational-Emotive Behavior Therapy (REBT). Skript vom 29th Annual Congress of the European Association for Behavioral & Cognitive Therapies (EABCT), Dresden.

Scholz, W.-U. (2001). Weiterentwicklungen in der Kognitiven Verhaltenstherapie. Konzepte-Methoden-Beispiele. Stuttgart: Pfeiffer bei Klett-Cotta.

Scholz, W.-U. (2002). Neuere Strömungen und Ansätze in der Kognitiven Verhaltenstherapie. Konzepte-Methoden-Beispiele. Stuttgart: Pfeiffer bei Klett-Cotta.

Schopenhauer, A. (1985). Eristische Dialektik. Zürich: Haffmans Verlag.

Schulz von Thun, F. (1981). Miteinander reden 1 – Störungen und Klärungen. Reinbek: Rowohlt.

Schulz von Thun, F. (2001). Miteinander reden 2 – Stile, Werte und Persönlichkeitsentwicklung. Reinbek: Rowohlt.

Schwartz, D. (1994). Gefühle erkennen und positiv beeinflussen. München: MVG-Verlag.

Schwartz, D. (2001). Vernunft und Emotion. Dortmund: Borgmann.

Schwartz, M. (2001). Weisheit des Lebens. München: Goldmann.

Seer, P. (2000). Übende und entspannende Verfahren I. In M. Broda & W. Senf (Hrsg.), Praxis der Psychotherapie (S. 277–282). Stuttgart: Thieme.

Skinner, B.F. (1953). Science and human behavior. New York: Macmillan.

Skinner, B.F. (1978). Was ist Behaviorismus? Reinbek: Rowohlt.

Stavemann, H.H. (2001). Im Gefühlsdschungel. Weinheim: Beltz PVU.

Stavemann, H.H. (2002a). Sokratische Gesprächsführung. Weinheim: Beltz PVU.

Stavemann, H.H. (2002b). Zur Rekonstruktion von Bewertungssystemen: Die nützliche Dreieinigkeit kognitiver Prozesse. ZREKVT (Zeitschrift für Rational-Emotive & Kognitive Verhaltenstherapie) 13, 53–68.

Stavemann, H.H. (2003). Emotionale Turbulenzen. Weinheim: Beltz PVU.

Titze, M. & Eschenröder, Ch.T. (1998). Therapeutischer Humor. Grundlagen und Anwendungen. Frankfurt/M.: Fischer.

Walen, S.R., Di Giuseppe R. & Wessler, R.L. (1982). RET-Training. Einführung in die Praxis der rational-emotiven Therapie. München: Pfeiffer.

Watson, J.B. (2000). Behaviorismus. Eschborn bei Frankfurt/M.: Klotz.

Watzlawick, P. (Hrsg.). (1981). Die erfundene Wirklichkeit: Wie wissen wir, was wir zu wissen glauben? Beiträge zum Konstruktivismus. München: Piper.

Weber, H. & Westmeyer, H. (1999). Emotionale Intelligenz. Kritische Analyse eines populären Konstrukts. www.literaturkritik.de, Nr. 2/März 1999, Stand: 11.8.2003.

Wendlandt, W. (2002). Therapeutische Hausaufgaben. Materialien für die Eigenarbeit und das Selbsttraining. Eine Anleitung für Therapeuten, Betroffene, Eltern und Erzieher. Stuttgart/New York: Thieme.

Whorf, B.L. (1972). Sprache Denken Wirklichkeit. Reinbek: Rowohlt.

Wilken, B. (2002). Methoden der Kognitiven Umstrukturierung. Ein Leitfaden für die psychotherapeutische Praxis. Stuttgart: Kohlhammer & Urban.

Wilson, P. (2000). Das große Buch der Ruhe. München: Heyne.

Winiarski, R. (1993). Psychodynamische Theorien zur Homosexualität und Gay Counseling. Entwicklung und Systematik – Wissenschaftstheoretischer Diskurs – Exemplifizierende Kasuistiken. Frankfurt/M. u.a.: Verlag Peter Lang.

Winiarski, R. (1997a). Aktiv Leben! Das Programm für Schwule ab 35. Berlin: Verlag Bruno Gmünder.

Winiarski, R. (1997b). Stichwort NLP. München: Heyne.

Winiarski, R. (2001). Traumprinz gesucht! Berlin: Verlag Bruno Gmünder.

Winiarski, R. (2002a). Coming-out total. Berlin: Verlag Bruno Gmünder.

Winiarski, R. (2002b). Kognitive Verhaltenstherapie & Qi Gong. ZREKVT (Zeitschrift für Rational-Emotive & Kognitive Verhaltenstherapie)13 (2002), 21–41.

Zimbardo, Ph.G. (1995). Psychologie. Berlin/Heidelberg: Springer.

Sachverzeichnis

Lösungssuche statt Problemanalyse

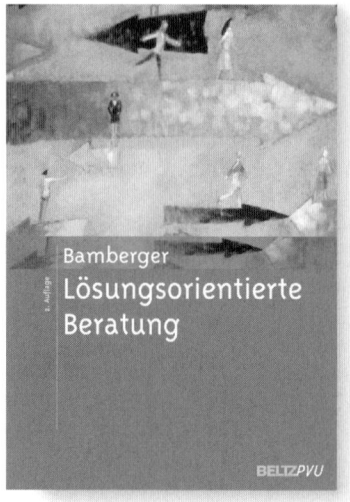

Meist liegt der Schlüssel zur Überwindung von Krisen oder Problemen beim Klienten selbst. Er weiß nur nicht, wo. In der lösungsorientierten Beratung machen sich Berater und Klient gemeinsam auf die Suche.

Krisen und Probleme gehören zum Leben. Sie sind Impulse für Entwicklung und persönliches Wachstum. Die lösungsorientierte Beratung setzt an den Stärken und Ressourcen des Klienten an, um Wege aus der Krise zu finden.
Der Ansatz basiert auf dem systemischen Kurzzeittherapie-Modell von de Shazer.
Das Buch ist ein Leitfaden "eines Praktikers für Praktiker", ein Fahrplan für den Beratungsprozess.
Übersichtlich gegliedert, mit vielen Fallbeispielen und therapeutisch einsetzbaren Fragen bietet es eine Fülle praktischer Anregungen.

Günter G. Bamberger
Lösungsorientierte Beratung
Praxishandbuch
2., vollst. überarb. u. erw. Auflage 2001
Gebunden. X, S. 219 S.
ISBN 3-621-27503-7

Verlagsgruppe Beltz • Postfach 100154 • 69441 Weinheim • www.beltz.de